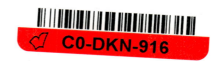

Vivir la dieta
en blanco

PAQUI HERNÁNDEZ

Vivir la dieta en blanco

El efecto *wifi orgánico*
o cómo tener todo
en tu cuerpo bien conectado

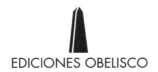

EDICIONES OBELISCO

Si este libro le ha interesado y desea que le mantengamos informado
de nuestras publicaciones, escríbanos indicándonos qué temas son de su interés
(Astrología, Autoayuda, Psicología, Artes Marciales, Naturismo,
Espiritualidad, Tradición…) y gustosamente le complaceremos.

Puede consultar nuestro catálogo en www.edicionesobelisco.com

*Los editores no han comprobado la eficacia ni el resultado de las recetas,
productos, fórmulas técnicas, ejercicios o similares contenidos en este libro.
Instan a los lectores a consultar al médico o especialista de la salud ante
cualquier duda que surja. No asumen, por lo tanto, responsabilidad alguna
en cuanto a su utilización ni realizan asesoramiento al respecto.*

Colección Salud y Vida natural
Vivir la dieta en blanco
Paqui Hernández

1.ª edición: octubre de 2019

Maquetación: *Isabel Also*
Corrección: *Jesús Rodríguez*
Diseño de cubierta: *TsEdi, Teleservicios Editoriales, S. L.*

© 2019, Paqui Hernández
(Reservados todos los derechos)
© 2019, Ediciones Obelisco, S. L.
(Reservados los derechos para la presente edición)

Edita: Ediciones Obelisco, S. L.
Collita, 23-25. Pol. Ind. Molí de la Bastida
08191 Rubí - Barcelona - España
Tel. 93 309 85 25 - Fax 93 309 85 23
E-mail: info@edicionesobelisco.com

ISBN: 978-84-9111-513-7
Depósito Legal: B-18.379-2019

Impreso en los talleres gráficos de Romanyà/Valls S. A.
Verdaguer, 1 - 08786 Capellades - Barcelona

Printed in Spain

*Para todas esas personas que están hartas de vivir a dieta
y desean liberarse y sentir energía, bienestar y alegría
para ellos mismos y para compartir con los demás.*

Dedicado a mis hijos Javier y Marta por ser mis vitaminas de ilusión cada día, a mis padres por creer en mí y por brindarme su ayuda incansable, y a Vicente por su apoyo incondicional, su actitud imparable, por enseñarme desde el Amor a poner en práctica este manuscrito conmigo misma.

PRÓLOGO

«Como es un día es tu vida entera».

PROVERBIO

Mi querida Paqui Hernández nos presenta un libro escrito con la intención de liberar a todos aquellos que están hartos de seguir una y mil dietas. ¿Por qué? Pues porque Paqui es una nutricionista vocacional experta, muy honesta y que de verdad quiere a sus clientes. Por eso, un buen día, se dio cuenta de que las dietas los hacían dependientes de ir a su consulta año tras año, sobre todo cuando llegaba la hora de la «operación bikini».

Entonces, ¿cuál es su propuesta?

Seguir esta sencilla máxima:

«Respetaré mi cuerpo por encima de todas las cosas porque es el único templo que tengo para vivir».

Paqui nos inspira a escuchar a nuestro cuerpo, a despertar de la creencia de que algunos malestares son normales y a comenzar a mimarnos ya. Aquí y ahora, con paciencia y determinación.

¿Por qué tener que elegir entre el sobrepeso o renunciar a la vida por estar a dieta de manera permanente?

A través de ejemplos creativos, Paqui te explica por qué las dietas no funcionan, te enseña a conocer cuál es tu metabolismo, qué alimentos te van bien a ti, cómo combinarlos, qué es lo que hace que tengas ansiedad por lo dulce, por lo salado o por lo crujiente, cómo adelgazar durmiendo, cómo duplicar el efecto quema grasa, cómo gestionar tus emociones para evitar el atracón, cómo salir del estancamiento y seguir adelgazando y perdiendo volumen, y cómo autogestionar tú misma tanto tu alimentación como la de tu familia.

Paqui también te enseña a distinguir el hambre orgánica del hambre de felicidad, averiguando qué hay detrás de los antojos. Además, te ofrece muchas propuestas sobre, por ejemplo, cómo preparar el ambiente antes de comer, estrategias para reducir el azúcar en tu vida de manera fácil y sin esfuerzo…

Me leí el manuscrito del libro de mi querida Paqui en sólo una tarde, porque engancha. Su obra está salpicada de anécdotas personales y con sus clientes en años de trabajo.

Tienes ante ti una obra sincera, completa, práctica, didáctica, con fundamento y además testada en consulta día a día. Si la sigues puedes bajar de peso de una vez y para siempre, al mismo tiempo que sube tu nivel de energía y aumenta tu alegría de vivir.

¿Por qué son tantas las personas con carencias en un mundo de excesos? Como dice Paqui, «somos el único animal que vive alejado de lo que se considera vida»; pero la vida son etapas y ahora llega una nueva para ti. Si tienes este libro en tus manos, por algo será.

¿Estás preparada para soltar con naturalidad tu etapa anterior y seguir avanzado de la mano de Paqui? ¡Pues adelante! Pero recuerda sus palabras: «Si sólo sabes teoría, en verdad, no sabes nada», hay que pasar a la acción. Para ello, dice Paqui, «equilibra tu tiempo y destina una parte de él a ocuparte de tu cuerpo, de tu familia, de tu hogar, de tu economía, de tu trabajo y de tus amistades». Todos vivimos días de 24 horas, la clave está en qué es aquello que priorizamos.

Paqui nos insta a priorizar el cuidado de nuestra salud para así nunca más tener que someternos a la tiranía de las dietas.

Gracias, Paqui, por el amor que pones en todo lo que haces, que se destila a través de las páginas de un libro lleno de generosidad en el que compartes ese amor que llevas dentro y que nos contagia, para hacernos sentir orgullosos de cada decisión que tomamos, como leer este libro.

Con mis mejores deseos de salud y bienestar,
Ana Moreno

INTRODUCCIÓN

Las dietas son como un contrato temporal, dura el trabajo mientras dura el contrato, si lo que tú quieres es un trabajo seguro y estable debes buscar, encontrar y luchar por un contrato indefinido. «Ya he probado todas las dietas que hay», con esta frase aperitivo acuden a mi consulta los clientes, aperitivo de un menú que tiene como postre el llamado «efecto rebote» y, por tanto, la frustración y el desánimo de quien la sigue y de quien la prescribe.

Al menos ése es mi caso.

Todo empezó un día, recuerdo perfectamente la ilusión con la que inicié mi consulta, prescribiendo dietas, creyendo hacer lo mejor por las personas que buscaban en mí una solución, y ellas seguían la dieta y perdían peso y todo era perfecto, pero pasaban los años y empecé a tener clientes crónicos, me visitaban todos los años, al principio me parecía normal y a ellos también… y hasta aquí todo iba bien, ya teníamos confianza y me daba mucha alegría verles de nuevo, aunque no tanto que hubiesen recuperado el peso que en su día habían perdido y con él, la autoestima, la imagen, la energía, la motivación, las ganas y hasta la fe…, pero empezábamos de nuevo y el ciclo se repetía una y otra vez y todos tan felices.

Hasta que un día, recuerdo con detalle la situación, llegaba el verano y empezaba la típica operación biquini, y dos de mis fieles clientas coincidieron en la sala de espera. Ese día volvían para empezar un año más, salí de la consulta con otra chica y ellas hablaban alegres y entretenidas, entonces una de ellas dijo: «Paqui, cariño, ya estamos aquí otra vez, ya hemos asumido que tendremos que venir a verte toda la vida».

En ese momento les sonreí y les di las gracias por confiar tanto en mí, pero aquella frase marcó un antes y un después en mi vida, encendió en mi mente una bombilla que permitió dar luz a un camino desconocido por el que nunca creí que caminaría y mi búsqueda comenzó.

Miles de preguntas venían a mi mente. Mis padres me criaron para ser honrada y honesta, no podía permitirlo, no quería tener clientes que dependieran de mí toda la vida. Esa situación me recordó la sensación de libertad que tuve cuando aprendí a conducir, cuando pude desplazarme sin tener que pedir favores o contar con horarios, o dar explicaciones. Entonces, me sentí tan feliz que no me imaginaba cómo podía haber vivido tanto tiempo sin el carné de conducir. También pensé lo horrible que sería tener que depender del profesor de autoescuela toda mi vida, solicitar más clases, adaptarme al horario, ir por los caminos que me indicase, sin libertad de elección, sin independencia, con limitaciones de todo tipo. Aquella idea me agobió tanto que centré todos mis esfuerzos en crear un Sistema para dar LIBERTAD a mis clientes. De esa gran experiencia y gracias a todas esas personas que han sido casi 8.000 a lo largo de mis catorce años de experiencia, hoy puedo compartir contigo esta forma de vida, porque es de bien nacido ser agradecido, y como muestra de gratitud a todas las personas que han confiado en mí es mi deseo hacerte llegar este aprendizaje para que tú también dejes de ser esclavo de las dietas.

TE CONTARÉ UNA HISTORIA REAL

Hace unos meses acudió a mi consulta un señor, que llamaremos S., no podía controlar su ansiedad, comía compulsivamente varias veces al día y no veía el momento de saciarse. «Es como si no tuviera límites», me decía. Realmente estaba muy preocupado, esta situación le llevaba a la culpa, a la vergüenza, al abandono más absoluto de sí mismo. Además, esa situación le había hecho subir más de 20 kilos y como consecuencia tenía alterados los niveles de colesterol, azúcar y triglicéridos. Asimismo su rodilla derecha empezaba a molestarle y, por ello, se veía limitado para practicar ejercicio y, al no practicarlo y no por controlar la ansiedad, había caído en una depresión. Por otro lado, no se veía capaz de seguir una dieta más y me pidió ayuda desde el dolor, desde la desesperación de no saber qué rumbo tomar en su vida.

Cuando le expliqué que no debía de someterse a ninguna dieta estricta más en su vida, se le iluminó la mirada.

En la mayoría de los casos el hecho de prohibir por prohibir, el pautar una dieta únicamente porque esos alimentos son bajos en calorías generan aún más ansiedad. Una pauta estricta puede ayudar a ciertas personas, pero según mi experiencia, la seguirán durante un tiempo limitado, después la abandonarán y todo seguirá la misma inercia que al principio. Al fin de cuentas, seguir tan sólo una dieta no es suficiente para lograr una transformación porque en las situaciones de desequilibrio físico del tipo que sea (sobrepeso, dolores de cabeza, digestiones pesadas, etc.) hay siempre una causa, una raíz del problema, y esta raíz no se basa sólo en el tipo de alimento que consume la persona en cuestión, sino en la suma de hábitos y conductas que son las que han originado el problema. Seguir sólo una dieta no modifica la raíz del problema. Por tanto, es lógico pensar que todo vuelva a recuperarse una vez acabada la dieta.

Hoy por hoy, tratar de mantener el peso y la salud simplemente con una dieta es como querer levantar una buena casa teniendo en cuenta sólo la decoración.

Capítulo 1

DESCUBRE CÓMO TU ACTITUD INFLUYE EN TU PESO Y TU SALUD

Alguna vez has pensado si es posible estar delgada y sentirte obesa, o si es posible estar sano y sentirte enfermo...

Para lograr el equilibrio integral tienes que perseguir el *«mens sana in corpore sano»* aprendiendo de ti mismo lo necesario para poder pensar, decir y hacer aquello que logre obtener lo mejor de ti mismo.

Hagamos una prueba de cómo pueden afectarte los pensamientos:

Imagínate que pones el telediario y escuchas la siguiente noticia: «Dos políticos detenidos por robar el dinero destinado a la construcción de dos colegios públicos».

¿Qué te hace sentir?

Bien..., veamos otro ejemplo:

Imagínate ahora que pones el telediario y escuchas la siguiente noticia: «Un bebé dado por muerto vuelve a la vida tras permanecer cuatro horas abrazado a su madre».

¿Qué te hace sentir?

¿Percibes la diferencia, verdad?

Hay un dicho que afirma que los pensamientos curan más que los medicamentos, y así es. Con esto no quiero decir que sólo haya que pensar en estar delgado, no, sin embargo, si piensas como una persona delgada, si sientes como esa persona y actúas como ella, estarás delgado.

En palabras del gran Tony Robbins, alinea tus pensamientos y tu objetivo estará en tus manos. En los últimos tiempos las corrientes que reúnen el concepto cuerpo y mente están muy en auge y, finalmente, se trata de eso, de pensar, sentir y actuar del mismo modo. Pensar una cosa, sentir otra y hacer otra diferente es como querer caminar por un camino sólo con las piernas y que nuestro tronco vaya por otro lado, resulta obvio que no avanzas, ¿verdad? Quizá sea una comparación un tanto extrema, pero creo que deja claro el concepto de que no somos partes, somos un todo, por tanto, para llegar a la meta tiene que llegar todo tu ser.

Los límites siempre están en nuestra mente, en ningún otro lugar, y entiendo perfectamente que sea más fácil buscar culpables como la genética o el tipo de trabajo o el horario, no obstante, hasta que no tomes conciencia de que puedes y debes ser responsable de tu cuerpo estarás siendo infiel a mi primer mandamiento de la vida sana:

«Respetaré mi cuerpo por encima de todas las cosas
porque es el único templo que tengo para vivir».

Déjame contarte que este mandamiento no nació en mi mente por azar, sino que se me ocurrió estando ingresada en el hospital.

Llevaba semanas trabajando al 150 % como siempre, pero sin respetarme a mí misma. Empecé con un simple catarro. En ese momento yo estaba amamantando a mis dos hijos y dormía muy poco. El simple catarro fue empeorando, pero yo seguía mi ritmo, mandando callar al cuerpo a cada segundo. Empecé con fiebre pero aún podía seguir y seguí, hasta que un día al salir del trabajo recogí a mis hijos y fui a comer a casa de mis padres. Mi situación era límite, me puse a comer y, nada más acabar, la fiebre me subió a 40 °C. No podía moverme, ni siquiera hablar. Empecé a llorar y escribí en un papel lo que quería que el médico de urgencias supiera acerca de lo que yo estaba sintiendo. Cuando me dijeron que me tenía que quedar ingresada, yo, con dos hijos pequeños, dando la teta, trabajando, pensé que no podía, tenía que seguir, pero me di cuenta de que me faltaban fuerzas hasta para tumbarme sola en la camilla. Tenía un absceso en la garganta y en mi cuerpo casi se desencadena una sepsis.

No escuchar a tu cuerpo te puede costar la vida. El sentimiento de culpa por no poder atender a tu familia es tan grande… Entonces, tomé conciencia de que para poder cuidar a los demás primero debía cuidarme a mí misma. Ésa es la única forma de cuidar a los demás, estando bien, porque si enfermas, si no te sientes bien, no podrás ayudar a nadie, lo que es peor: tendrán que ayudarte a ti.

Muchas personas mueren en el mundo cada día por no escuchar a su cuerpo.

¿Acaso te parece normal tomar varios cafés al día para no escuchar el cansancio, o tomar antiinflamatorios para no atender un dolor que indica un problema, o tomar ansiolíticos para no escuchar a tu mente, que te pide calma o solucionar problemas de raíz. Si te pasas la vida diciéndole a tu cuerpo: «Cállate», algún día, no muy lejano, encontrará la forma de que lo escuches y quizá no sea la manera que tú esperas.

Cuando empiezas a escuchar a tu cuerpo, estás siguiendo otro gran mandamiento de la vida sana:

«Escucharé las señales de mi cuerpo y seré la solución, no el problema».

Todo empieza por el respeto hacia ti mismo, y respetarte significa mimar tu cuerpo a todos los niveles. Pero ¿qué es cuidar? Cuidar es darle a tu cuerpo lo que necesita, alimentarte de una forma consciente, cuidarte a ti mismo como cuidarías a un bebé, con alimentos sanos, apropiados, con calma, amor, tranquilidad y paciencia, y sobre todo con confianza en que mereces sentirte bien y feliz. A veces estamos tan acostumbrados al malestar (de estómago, cabeza, rodillas, menstruación, baja energía…), que creemos que es normal vivir así. Pero déjame decirte algo, no lo es, tu cuerpo es perfecto y está diseñado para estar sano y para que te sientas feliz. Si aún no lo estás, voy a descubrirte un mundo del que ya no podrás salir o, mejor dicho, no querrás salir.

Así pues, ¿qué impide que alguien disfrute de una plena salud? Uno de los factores que influyen en que perdamos el equilibrio es la deshumanización que vivimos, ya que nos hemos alejado tanto de nuestra naturaleza, de nuestro hábitat en libertad, que no es extraño que nuestro cuerpo nos declare la guerra a través de la enfermedad y los síntomas de malestar. Contamos con miles de alarmas que nos avisan del peligro y que se encienden muchas veces, pero ya no sabemos interpretarlas. Es curioso pensar en los animales que viven en libertad, entre ellos la enfermedad no existe, y nosotros no dejamos de ser animales. Todos sabemos que éstos cuando están cautivos, fuera de su hábitat natural, empiezan a desarrollar diversas enfermedades. Lo mismo les ocurre a las diferentes tribus longevas de nuestro planeta, cuyos miembros no padecen enfermedades y viven más de 100 años con una calidad de vida extraordinaria. Éste es el caso de los hunza, hombres y mujeres que viven en contacto con la naturaleza, se alimentan de lo que les da la madre tierra y viven libres y sin estrés.

Está claro que nuestro mundo es el que es y no depende directamente de nosotros cambiar nuestro entorno. Ciertamente, yo no puedo cambiar el mundo, pero sí cambiarme a mí mismo y con ello mi percepción del mundo, porque no olvidemos que éste, en realidad, es como tú lo percibes. Por esta razón quiero hablarte de algo que está en tus manos cambiar y que es el primer freno que te encuentras para conseguir tus metas, ver cumplidos tus sueños, expresar tus emociones y tu actitud.

Quizás el primer enemigo de la puesta en marcha es el conocido miedo, que aparece siempre que pretendemos hacer un cambio. El miedo es muy variado, es como un gran tronco que echa muchas raíces y de muy diversas formas: miedo al fracaso, al cambio, al rechazo…

Todos tenemos miedo y eso es completamente normal. El miedo nos protege de la vida, sin embargo, cuando nos impide avanzar hacia donde queremos llegar, debemos reflexionar al respecto.

En una ocasión, alguien me preguntó: «¿Sabes cuál es la diferencia entre los valientes y los cobardes? Verás, ambos tienen miedo, pero el valiente a pesar del miedo decide actuar y sigue hacia su meta, el cobarde se deja llevar por el miedo y siempre vive pensando qué hubiera sido de él si lo hubiese intentado».

Quizá surge el miedo de no saber si serás capaz de conseguir algo determinado. En ese caso, te propongo un juego: ¿qué tal si empiezas a pensar en todas las cosas que ya has conseguido? Durante un día piensa en todos tus logros, desde los más pequeños hasta los más grandes. Puede ser desde el día que conseguiste en tu niñez que te dejaran ir a dormir a casa de un amigo, el día que aprobaste aquella asignatura que creías imposible, el primer beso, cuando encontraste eso que creías perdido… Todas y cada una de esas cosas son tus logros personales. Te garantizo que tienes la capacidad para conseguir aquello que deseas, sólo tienes que recordar que ya lo has hecho muchas veces.

También puede surgir la procrastinación, el mal de dejar las cosas para mañana. Recordemos la frase de Benjamin Franklin: «No dejes para mañana lo que puedas hacer hoy».

En este sentido, también Buda hizo una gran aportación a la vida diciendo: «El mañana no existe». Y es cierto, lo único real es el AHORA. Por lo tanto, dejar las cosas para mañana es igual que no hacerlas jamás ya que el mañana no existe.

Y ahora pregúntate, ¿cuántas veces has dejado pasar oportunidades de esas que no vuelven por culpa de dejar las cosas para mañana?

Para conseguir centrarme en el ahora, me apoyo en el siguiente mandamiento:

«Desde hoy me cuidaré todos los días de mi vida,
el lugar es aquí y el momento es ahora».

Otro enemigo puede ser la duda, pues no saber qué hacer no deja de ser otro miedo a equivocarse. En este aspecto debemos hacer un trabajo de introspección y preguntarnos si acaso estamos siendo demasiado autoexigentes con nosotros mismos. La tendencia a querer ser perfectos muchas veces nos paraliza y nos deja observando eternamente nuestros objetivos sin atrevernos a dar el primer paso, a pesar de que todo se resume en empezar. Como dijo el gran Martin Luther King: «Da tu primer paso ahora, no importa que no veas el camino completo, da el primer paso y el resto del camino irá apareciendo a medida que camines».

Yo cada vez que tengo que tomar una decisión hago algo que aprendí de Sergio Fernández del Instituto de Pensamiento Positivo y que quiero compartir contigo: escribo en un papel las cinco cosas más importantes en mi vida, después las pongo en orden de prioridad y, a continuación, me hago la siguiente pregunta: «¿Mi decisión afecta positivamente a mis cinco prioridades en la vida?». Si la respuesta es sí, entonces, tomo esa decisión, si es no, pues tomo la otra opción.

Y por último y no menos importante, otra enemiga nuestra es la impaciencia. En ocasiones queremos las cosas para ayer, y eso está bien, pero quizás esta actitud requiere un nivel de exigencia y de esfuerzo difíciles de mantener en el tiempo. Por otro lado, cuando nos ponemos objetivos demasiado osados, no siempre somos capaces de cumplirlos y eso nos conduce a la frustración y en muchas ocasiones a tirar la toalla. En esos momentos es cuando debemos recordar algo muy valioso: «La toalla no se tira, si acaso se usa para secarse el sudor».

A veces el siguiente paso es el definitivo para lograr el éxito y, si ya has dejado de intentarlo ahora que sólo faltaba un paso, no saborearás la victoria. Cuenta una leyenda del Lejano Oriente que un día un hombre plantó una semilla del árbol de bambú. Acostumbraba a regarlo a diario, pero no veía crecer nada. El hombre, como era muy paciente, siguió cuidándolo y así, sin ver crecer nada, siguió siete años más hasta que un día nació un pequeño brote que en tan sólo tres semanas creció treinta metros de altura.

Cuando disfrutas del momento, del camino en sí mismo, sin prisa, con paciencia, es cuando realmente vives cada minuto y cada segundo, entonces haces honor al mandamiento basado en el libro de *El alquimista* de Paulo Coelho: *«Contemplaré el amanecer, comeré a la hora de comer, dormiré a la hora de dormir y durante el día amaré todo lo que haga»*.

Disfrutar cada momento que dediques a cuidar de tu salud y hacerlo desde el amor a ti mismo, desde el quiero hacerlo porque me merezco lo mejor, es garantía de éxito.

Pero, sin duda:

«Tus peores enemigos son tus propios pensamientos».

Buda

Porque igual te has criado escuchando alguna de estas frases:

«Te engorda hasta el agua».

«Tendrás que estar siempre a dieta, sino engordarás».

«Tú no puedes comer mucho porque engordas».

«Por mucho que te esfuerces siempre estarás gordo, lo tuyo es genético».

Hay estudios que respaldan que vamos interiorizando ciertas frases y las hacemos realidad en nuestra mente, nos las creemos y eso impide que consigamos nuestros objetivos si son diferentes a lo que queremos conseguir. Es lo que denominamos «bloqueos emocionales», los cuales van en contra de nuestros sueños, y en numerosas ocasiones son la causa del fracaso en muchos procesos.

Está claro que un mal pensamiento es como una rueda pinchada, no llegarás muy lejos si no la cambias. Resulta interesante observar cuáles son nuestros pensamientos acerca de nuestros objetivos y, una vez más, intentar alinear todo lo que pienso, lo que siento y lo que hago.

Tenemos que entender que las emociones y los sentimientos son determinantes a la hora de bajar de peso, y que incluso en muchas ocasiones llegan a ser una traba para las aspiraciones personales.

«Tanto si crees que puedes como si crees
que no puedes, estás en lo cierto».
A. Einstein

En cualquier camino siempre encontrarás obstáculos y tendrás dos opciones:

1. Convencerte a ti mismo de que SÍ PUEDES, y seguir caminando hacia el objetivo soñado.

2. Abandonar y deshacer los pasos andados.

Así que ahora puedo formularte una gran pregunta: ¿Tú que crees que puedes o que no?

Si tu respuesta es que sí, enhorabuena, este libro es para ti, en el caso remoto de que hayas contestado que no, te invito a realizar esta reflexión:

¿Conoces a alguien que ya haya conseguido lo que tú pretendes conseguir?

¿Por qué crees que esa persona sí pudo y tú no?

¿Qué similitudes existen entre esa persona y tú?

¿Qué os diferencia?

¿Qué crees que puedes hacer para imitar las actitudes de esa persona?

POR QUÉ NO FUNCIONAN LAS DIETAS ESTRICTAS

La respuesta a esta pregunta es muy sencilla. Una dieta sólo funciona mientras se sigue, pero todo período en que se sigue una dieta tiene una fecha de inicio, ese día en el que decides visitar a un nutricionista especialista para que te ayude a conseguir tu objetivo, y una fecha final, ese día en el que te felicitan porque has llegado a tu objetivo, y aquí acaba la dieta para la mayoría de las personas.

Después de tanto tiempo de restricción alimentaria, de obedecer órdenes, de respetar lo que te dicen, de seguir al pie de la letra la dieta, tu mente empieza a relajarse y, entonces, toda la ansiedad contenida sale vorazmente como si de un lobo se tratara.

Imagina ese corredor de maratón que va el primero en una carrera y llega a la meta. Saborea la victoria, respira, disfruta de su medalla de oro, se la merece… ¿Y ahora? Ya ha conseguido lo que perseguía, bien, ahora el corredor se plantea, «¿Quiero seguir siendo el primero o ya tengo suficiente con esta medalla?».

En el caso de que quiera seguir siendo el primero deberá entrenar cada día, tendrá que seguir su plan de alimentación y estilo de vida.

Ahora bien, si ya tiene suficiente con esa medalla, si ésa es su decisión, entonces abandonará el entrenamiento, su plan de alimentación y su anterior estilo de vida y nunca más volverá a ganar una carrera. Todo depende del objetivo y de la decisión que tome porque lo difícil no es llegar, la clave está en mantener lo logrado.

Claro, cuando uno sigue una dieta, y si estás leyendo esto has hecho más de una, sabes muy bien de lo que estoy hablando, la pérdida de peso o la mejoría de la salud se produce como resultado de seguir a pies juntillas la dieta, tal cual, el día que te saltas algo…, ups…, claro, te engordas o no pierdes, a lo que tu dietista te pregunta, «¿Has seguido la dieta?». «Bueno, sí más o menos, es que tuve una boda», le dices. A lo que ella te responde: «Ah, entonces es normal, ya bajarás la semana que viene». Otras semanas pasa que tienes un deseo justo de aquello que no puedes comer. Oye, qué casualidad, ¿no? Y, además, basta que te pongas a dieta para que te inviten a todo tipo de eventos sociales, y, claro, tienes dos opciones: renunciar a tu vida social y perder peso o seguir con tu vida y también con tu peso que no deseas. Entonces te encuentras entre la espada y la pared, y a la ansiedad que ya tenías se suma la ansiedad generada por no querer renunciar al placer de comer y de tus valiosas amistades y la duda para elegir si cuidarte o dejarte llevar.

Y yo te pregunto: ¿por qué debes elegir entre dos opciones a cuál peor?, ¿por qué elegir entre seguir como estás y renunciar a tu peso saludable y figura envidiable o mantener una dieta restrictiva y renunciar a tu vida? No sé qué te parece a ti, pero creo que es una de las decisiones más difíciles que puede plantearse una persona.

Cuando uno hace una dieta, la hace porque la necesita y es capaz de seguirla con mucho esfuerzo mientras dura la fuerza para poder llegar a la meta, pero cuando llegas a ella, y te ves bien, ya tienes la medalla y la fuerza para seguir corriendo decae. Entonces, la tentación para volver a disfrutar de tu vida social y de los alimentos que te gustan es tan fuerte que gana la batalla y el ciclo vuelve a empezar.

Es lógico que, si perdiste peso gracias a seguir un papel escrito, si ya no lo sigues, todo vuelve a estar como antes, ¿cierto?

Y ahora voy a hacerte unas cuantas preguntas: después de la dieta que has seguido, ¿sabes qué tipo de metabolismo tienes, o cuáles son los alimentos que te van bien a ti concretamente? ¿Sabes ya por qué se genera la ansiedad por lo dulce o lo salado, o por masticar hielo? Sigo preguntando: ¿Has aprendido a escuchar a tu estómago para regular tus hormonas del hambre?, ¿sabes cómo se regulan tus ciclos del sueño para perder peso durmiendo?, ¿qué tipo de ejercicio es el ideal para ti y en qué momento del día debes hacerlo para duplicar el efecto quema grasa? Y sigo: ¿has aprendido a gestionar tus emociones para evitar el atracón, a identificar las toxinas en tu cuerpo para evitar el estancamiento? Y todavía hay más: ¿conoces las herramientas necesarias para autogestionar la alimentación para ti y tu familia sin necesitar cada año la ayuda de otra dieta más o de tu nutricionista favorita? Si la respuesta es no, estás de suerte, he escrito este libro pensando en ti.

POR QUÉ TANTAS PERSONAS VIVEN A DIETA

Vivimos en un mundo que relaciona ciertos tipos de alimentos con el hecho de disfrutar de la vida, como ciertos anuncios de refrescos o, de pizzas. Entran en esta categoría los anuncios de sopa, caldos y cocina precocinada…, cuyos producto parecen facilitarnos tanto la vida y estar mejor cocinados que los nuestros. Incluso yendo más allá en ciertos anuncios parece que hay frutas envasadas que conservan más vitaminas que si las consumiéramos recién exprimidas en casa No estoy diciendo que todo lo que sostienen dichos anuncios legalmente no sea cierto, pero su mensaje está muy bien diseñado y juegan con el placer, algo que todos queremos: el placer instantáneo que dura «mientras dura el alimento» y nos priva del verdadero placer, aquel que nos invita a mantener un estilo de vida saludable, a conseguir un sentimiento de paz con la comida y, en definitiva, a tener un control absoluto de nuestro cuerpo y nuestra vida.

Por otro lado, el ritmo de vida actual en el que prima el estrés y la prisa, el necesitar dormirte deprisa para levantarte y desayunar deprisa, para trabajar, comer y seguir trabajando deprisa es un bucle de privación del placer cotidiano y verdadero que nos conduce a un mayor deseo de consumir productos no saludables y que, por otro lado, están diseñados para este mundo rápido, de ahí el nombre «comida rápida». Comida que tomará esa persona activa y trabajadora que llega con prisa y debe comer deprisa para organizarse y seguir trabajando deprisa. Esa comida fácil es ideal, llega como agua de mayo a esas manos que ya no tienen ni un minuto más para planificar sus comidas porque ya bastante tienen que hacer.

Y a esto le sumamos el tipo de trabajos que abundan hoy día en los que el sedentarismo es la base, y dado el cansancio de un ritmo de vida frenético, el abuso de alimentos ladrones de energía nos conduce a reducir las posibilidades de ejercicio natural que podamos tener. Además entre las redes sociales, la mensajería móvil y la televisión poco tiempo queda para disfrutar de paseos al aire libre. Asimismo hay que pensar que la familia es un *pack* en el que los hábitos de los padres se heredan a los hijos y de igual manera el estilo de vida.

De este modo, la tela de araña que se teje con respecto al número de personas que viven a dieta es más amplio hoy en día ya que tiene un rango de edad tan basto que abarca desde la edad pediátrica hasta la vejez.

Y del mismo modo que al seguir una dieta mejoran tus síntomas y cuando tienes dolor de cabeza mejoras si te tomas una pastilla, así que la próxima vez que te duela la cabeza te tomarás otra pastilla hasta que llegue un día en que la tomarás tan sólo para prevenir porque si no lo haces el dolor de cabeza aparecerá. Ahí ya tenemos una dependencia a los fármacos para el dolor de cabeza al igual que la dependencia a la dieta para adelgazar y mejorar la calidad de vida, porque en ninguno de los dos casos se ha investigado cuál era la causa (del dolor de cabeza y del sobrepeso), sólo se ha silenciado el síntoma.

DE UNA DIETA A OTRA Y «TIRO PORQUE ME TOCA O ESO ME HAN DICHO»

«He probado todo tipo de dietas», es una de las frases más comunes que escucho a casi todas las personas que me visitan en consulta. Pero qué hace a una persona ir de una dieta a otra sin descanso. La respuesta es muy fácil: la búsqueda continuada de lo que no se encuentra y se desea, es la sed de felicidad, de libertad, de soluciones definitivas. Y para eso hay un gran mercado lleno de dietas ya elaboradas, listas para seguir, como la comida rápida que se presenta en su mejor envoltorio lista para consumir. Hay dietas para todos los gustos y de todos los estilos, y yo no digo que no sean eficaces mientras se siguen. Sin embargo, estarás de acuerdo conmigo en que es muy diferente comer un plato precocinado y envasado que comer un puchero hecho por ti con la receta explicada paso a paso de tu abuela elaborado a fuego lento y con los productos de primera calidad. ¿Se ve la diferencia?

Cuando haces una dieta de moda persigues mucho más que lo que la dieta te ofrece, porque más allá de desear bajar de peso, quitarte el típico «flotador» o bien reducir la famosa «cartuchera», no te engañes, en realidad, persigues la felicidad, verte bien, sentirte a gusto por dentro y por fuera. No obstante, la promesa de conseguir un cuerpo perfecto de las dietas de moda cuando se siguen de forma estricta te aleja mucho más de tu objetivo porque te hace sentir en conflicto contigo mismo, te genera más ansiedad, peor humor, frustración, desánimo, alejamiento y, en muchos casos, empeoramiento del estado de la salud, porque una cosa está clara: no se puede perder peso a costa de cualquier cosa, lo primero es tu salud.

Lo que ocurre es que te han mentalizado, como te contaba antes, te han impregnado de una idea, quién no ha oído alguna vez frases como: «Si te pasas, engordas», «Tendrás que resignarte a vivir a dieta, es tu herencia», «Tu genética es así, asúmelo».

Sin embargo, numerosos estudios ponen cada vez más en tela de juicio la influencia genética y se ha visto que parece influir tan sólo un 5 % con respecto a otros factores. También se ha hablado mucho de la epigenética, y es que no sólo heredamos los genes, sino también los comportamientos, los hábitos y las costumbres aprendidas. Por lo tanto, qué tendrá más peso el 95 % que sí puede ser entrenado y modificado o el 5 % con el que nacemos y morimos… Este libro está escrito para los que quieran dirigir el timón de su barco y conocer ese mar que sí es navegable.

Test: Averigua tu nivel de aprendizaje para estabilizar tu peso y tu salud

1. Conozco perfectamente cuál es mi tipo de metabolismo:
   a. Sí, y eso me ayuda a controlar mi peso.
   b. Algo, pero parece que no lo suficiente.
   c. No tengo ni idea.

2. Sé escuchar a mi cuerpo e interpretar las señales:

    a. Sí, lo controlo al 100%.

    b. Algo, pero parece que no lo suficiente.

    c. No tengo ni idea.

3. Sé qué alimentos son los ideales para mí:

    a. Sí. lo controlo al 100%.

    b. Algo, pero parece que no lo suficiente.

    c. No tengo ni idea.

4. Tengo conocimientos para autogestionar mi dieta saludable:

    a. Sí, lo controlo al 100%.

    b. Algo, pero parece que no lo suficiente.

    c. No tengo ni idea.

5. Disfruto de mi peso saludable, de una figura envidiable y de una salud a prueba de bombas *forever*:

    a. Sí, por eso me siento fenomenal.

    b. Algo, pero parece que no lo suficiente.

    c. No, y sé que necesito ayuda para conseguirlo.

Resultados:

4 o más respuestas a: ¡Enhorabuena! Eres una persona que ya tienes un nivel de aprendizaje ideal para estabilizar tu peso y tu salud.

4 o más respuestas b: Bien, eres una persona inquieta que busca respuestas y estás en el camino de encontrarlas.

4 o más respuestas c: Tu propósito es cuidarte y deseas encontrar soluciones definitivas. En este momento, te preocupa tu peso y tu salud.

Como resumen diremos que hay algo muy evidente: si todo lo que hiciste antes, lo que comiste, lo que pensaste, lo que sentiste te ha llevado por un camino en el que no tienes el peso ni el estado de salud que deseas, yo no me plantearía volver a él ni para coger impulso. Del mismo modo que tu mente te puede permitir alcanzar cualquier meta que te propongas, también te puede impedir que alcances tus deseados logros. Para poder hacer que tu mente sea tu mejor aliada, debes de ir adoptando cambios en la manera de pensar e ir adquiriendo pequeños hábitos que refuercen tu seguridad y confianza en ti mismo. Y la mejor manera para hacerlo es conociendo tu cuerpo.

Es clave que, además, confíes en ti y sepas que alcanzarás tu meta, ya que si piensas así de una manera u otra conseguirás adelgazar porque tu mente estará preparada para ello.

Y, sobre todo, no te dejes influenciar por los comentarios de los demás, algunos te pueden ayudar mucho pero otros pueden resultarte contradictorios. Del mismo modo que a ninguna persona sensata se le ocurriría ofrecer bebidas a un exalcohólico, también debería respetarse el proceso voluntario de adelgazar y llevar una alimentación saludable. Sin embargo, no serán pocos los que te digan: «Pruébalo, si por un poco no pasa nada» o «Venga, que un día es un día». Es verdad que un día es un día, pero cuando uno lleva a cabo un proceso de cambio necesita apoyo y que le animen a seguir cambiando en positivo, y sí que pasa algo cuando engordas o no adelgazas una semana: te desanimas, te frustras, te culpas, sabes que no hiciste lo que debías, lo que en el fondo querías. Y, al final, ese día no fue sólo un día, fue el día que te alejó de tu meta, que te hizo retroceder en tu camino andado con esfuerzo muchos pasos atrás.

¡Si deseas cuidar de tu salud, hazlo, no te entretengas en el camino, porque tu objetivo es llegar a la meta, en tu momento, sin prisa, sin pausa, de una forma continuada y constante, y no permitas que te hagan volver atrás!

QUÉ SON EL HAMBRE ORGÁNICA Y EL HAMBRE DE FELICIDAD

Recientemente atendí en mi consulta a una chica a la que dediqué un tiempo a explicar las diferencias entre el hambre orgánica y el hambre de felicidad, y su cara de sorpresa al escuchar la explicación también me causó sorpresa a mí. Así, me pregunto: ¿qué nos está pasando, que ya ni siquiera sabemos cuándo tenemos hambre?

El hambre orgánica es el hambre que surge cuando nuestro cuerpo demanda nutrientes, necesita combustible para seguir funcionando y, con este fin, avisa por medio de diferentes alarmas. Como el coche cuando entra en reserva de gasolina necesita reponer combustible nos avisa encendiendo el piloto correspondiente, nuestro cuerpo que está perfectamente diseñado dispone también de este mecanismo.

Las señales que utiliza como alarma son movimientos intestinales en ocasiones sonoros (el típico ruidillo de tripas), cansancio, falta de concentración, sueño, incluso puede comenzar un aparecer un leve dolor de cabeza. Este tipo de hambre es fácil de identificar por varios motivos:

1. El cuerpo es sabio y, por tanto, pide alimentos que aportan nutrientes, en consecuencia, nos apetece ingerir comida saludable.
2. Cualquier alimento te satisface. Cuando tienes hambre orgánica, llegas, por ejemplo, a casa de tu madre y tiene la mesa puesta, no te paras a pensar si te apetece o no, simplemente, te lo comes.
3. Cuando acabas de comer te sientes bien y satisfecha, es esa sensación de ponerte las manos sobre la barriguita, masajearla, recostarte en la silla y decir: «oye, qué bien me ha sentado la comida».
4. Cuando estás llena, puedes parar de comer sin esfuerzo, al menos yo aún no he visto a nadie viciarse con un plato de alubias.
5. La clave de todo es cuándo aparece. El hambre orgánica tiene un horario, y conocerlo es vital para identificar si se trata o no de ella. Este tipo de hambre que ha de ser satisfecha con comida nunca aparece antes de tres horas después de haber comido.

Bien, ya sabemos cómo es el hambre orgánica, a la que sí hay que abrirle la puerta, pero ¿y el hambre de felicidad, cómo es?

El hambre de felicidad, como su nombre indica, tiene una procedencia que no tiene que ver con el estómago. No es el cuerpo físico el que reclama nutrientes, sino nuestra parte emocional, la cual pretende llenar un vacío de una forma fácil y rápida además de accesible, con comida.

Este tipo de hambre tiene una serie de características que la hacen única. Merece la pena conocerla bien, la salud física y mental depende de abrirle la puerta para escucharla, pero no para callarla con comida.

1. Como es el cerebro el que ordena en este caso, pedirá alimentos altos en calorías, en grasas y en azúcar, pero desprovistos de nutrientes (éstos no le preocupan para nada).

2. No le sirve cualquier alimento, sólo aquel en el que ha pensado, puede ser un chocolate marca X, o el bollo relleno de X, o la pizza que venden en tal sitio. Esta condición puede llegar a tal extremo de exigencia que, siendo el mismo tipo de alimento, pero de una marca distinta, la persona en cuestión puede llegar a enfadarse.

3. Cuando acabas de comer estos alimentos, siempre, siempre hay un sentimiento de culpa. El *típico pensamiento* de «para qué me habré comido esto si yo no tenía hambre».

4. Al obedecer con comida al hambre de felicidad, se crea un círculo vicioso que crea ansiedad, atracón, culpa, más ansiedad y vuelta a empezar. Además, genera vicio, nunca es suficiente. Te juras a ti misma que sólo vas a comerte una onza de chocolate, pero por algún motivo inexplicable acabas comiéndote media tableta.

5. La clave es que no tiene horario. Es un hambre sin control, surge sin previo aviso a cualquier hora, en cualquier momento y lugar. Incluso puede que acabes de comer y se presente llamando a tu puerta con intención de seguir insistiendo hasta que abras.

POR QUÉ TANTAS PERSONAS SUFREN DE HAMBRE DE FELICIDAD

El hambre de felicidad nos asalta a todos en algún momento de nuestras vidas. Quién no ha tenido un mal día, llega a casa y piensa en «premiarse» con algún alimento no saludable… Y quizá ahí está la respuesta en cómo hemos diseñado desde pequeños nuestro sistema de recompensas. Comer genera placer y según qué alimentos más, pero más allá del sabor del alimento está la emoción con la que lo tenemos asociado. Plantearemos una situación para ver esto más fácilmente.

Piensa en uno de los cumpleaños de tu infancia o en cualquier otro momento de tu vida, uno de esos en los que lo pasaste genial rodeado de las personas que más te quieren y a las que más quieres, donde había música divertida. Seguro que jugaste sin prisa, te hicieron regalos, todos sonreían, te daban besos y abrazos… ¿Lo tienes? Piensa por un momento cómo te hacía sentir esa situación, ¿feliz, verdad? Genial… Ahora piensa en qué tipo de alimentos relacionas con los cumpleaños… Bien, creo que no hace falta indagar mucho más en qué tipo de alimentos pedirá tu cerebro cada vez que busque la felicidad y no la obtenga por las vías «correctas».

Resulta muy interesante descubrir acerca de los anclajes que cada uno tenemos a cada tipo de alimento. Todos y cada uno de nosotros hemos establecido la relación de un alimento con una emoción determinada. De hecho, si exploramos un poco y decidimos anotar cada día qué alimentos pide nuestro cuerpo y la emoción que sentimos ese día en concreto, seremos plenamente conscientes de cuáles son nuestros patrones alimentarios en función de nuestras emociones, patrones que siempre se repiten, pero pocas veces les prestamos atención.

Nuestro cuerpo necesita estar lleno, desea la nutrición integral que implica una nutrición orgánica adecuada para llevar a cabo sus funciones y la nutrición de felicidad para sentirnos bien. Si nuestras emociones no permiten que tengamos una correcta nutrición emocional, entonces nuestro cuerpo en un intento de mantener el equilibrio nos pedirá alimentos, porque ya se sabe, «cuando no hay pan, buenas son tortas».

DEL HAMBRE DE FELICIDAD AL ATRACÓN

Hay un proverbio que puede ayudar a evitar el temido atracón, y es: «Si no tienes la suficiente hambre como para comerte una manzana, lo que tú tienes no es hambre, es otra cosa».

Y qué puede ser esa otra cosa, pues muchas otras, por ejemplo, puede ser simplemente aburrimiento, resulta increíble la cantidad de personas que comen únicamente por aburrimiento. Otras veces es por necesidad de expresión, en ocasiones necesitamos hablar con alguien para contarle algo que nos preocupa; otras, lo que tenemos es falta de descanso, cuántos dulces y estimulantes pueden llegar a consumirse en un intento de seguir el ritmo evitando el descanso.

Te propongo algo, a partir de este momento cada vez que creas sentir hambre, piensa un momento:

¿Cuánto tiempo hace que comí por última vez? ¿Más de tres horas? ¿Me comería una manzana?

Si la respuesta es sí:

Adelante, come porque tu cuerpo reclama nutrientes. En cambio, si la respuesta es no, detente un momento, respira e intenta identificar qué emoción te conduce a querer comer cuando lo que necesitas en realidad es otra cosa. Siempre hay una solución alternativa que sea una solución real a lo que te ocurre.

No utilices los alimentos para sentirte bien porque NO hay en el mundo suficientes galletas, ni helados, ni chocolates de marca que puedan solucionar tus problemas ni hacerte feliz.

Test: Averigua tu nivel de hambre de felicidad

1. Como solamente cuando tengo hambre orgánica:
   a. Sí, y eso me ayuda a controlar mi peso.
   b. No siempre.
   c. No tengo ni idea.

2. Sé escuchar a mi cuerpo e interpretar las señales del hambre orgánica:
   a. Sí, lo controlo al 100 %.
   b. Algo, pero parece que no lo suficiente.
   c. No tengo ni idea.

3. Dispongo de herramientas para solucionar mi hambre de felicidad:
   a. Sí, lo controlo al 100 %.
   b. Algo, pero parece que no lo suficiente.
   c. No tengo ni idea.

4. Tengo conocimientos para autogestionar mis emociones:
   a. Sí, lo controlo al 100 %.

b. Algo, pero parece que no lo suficiente.

c. No tengo ni idea.

5. Disfruto de la comida siempre:

a. Sí, por eso me siento fenomenal.

b. Algo, pero parece que no lo suficiente.

c. No disfruto, a menudo siento culpa en relación a ella.

Resultados:

4 o más respuestas a: ¡Enhorabuena! Eres una persona que sólo comes cuando tienes hambre orgánica. Nivel bajo de hambre de felicidad.

4 o más respuestas b: Bien, eres una persona que desea tener el control total sobre la comida y está en el camino correcto. Nivel medio de hambre de felicidad

4 o más respuestas c: Tu propósito es cuidarte y deseas controlar tus emociones, pero ya eres consciente de que en ocasiones no puedes controlarte. Nivel alto de hambre de felicidad.

QUÉ HAY DETRÁS DE LOS ANTOJOS Y LAS ADICCIONES

«Esta semana, no sé lo que me ha pasado, pero he tenido un antojo de dulces…y no lo puedo evitar, al final me los como», decimos en ocasiones.

Los antojos son un síntoma claro y evidente del hambre de felicidad, son sus propias manos que se abren en un intento de coger lo que más rápido le satisfaga, para un placer instantáneo.

Pero detrás de esa capa que se esconde hay carencias orgánicas y emocionales que, como los niños pequeños cuando no encuentran otro modo de expresión deciden gritar o patalear para que les prestemos atención, también nuestro organismo utiliza el lenguaje que conoce para expresarnos sus necesidades.

En este sentido, recuerdo a una chica que vino a mi consulta. Me comentaba con un poco de vergüenza que tenía casi siempre antojo por comer hielo. Estaba preocupada, no sabía cómo resolver este asunto alimentario que para ella se había convertido en un problema. Se sentía culpable, muy cansada y tenía palpitaciones, además se le caía bastante el cabello. Su cuerpo le estaba hablando, pero ella no podía interpretar el mensaje.

Nuestro organismo nos habla de muchas formas, a través de la piel, por ejemplo, podemos observar si está seca, si tiene rojeces, erupciones, acné, si está grasa… Todos estos síntomas nos hablan de otro gran mandamiento que necesitamos cumplir para llevar una vida sana:

«Entenderé que todo lo que está dentro, está fuera y mi piel está en medio».

Para cumplir este mandamiento, debemos aprender a interpretar las señales e identificar qué está ocurriendo dentro. Mi cuerpo exterioriza para que yo lo pueda ver.

A través de la lengua también se manifiestan esos síntomas, así como a través del pelo, las uñas, el iris, la orina y las heces. Éstas son las principales fuentes de información que cada día nuestro cuerpo utiliza esperando ser tratado en función de sus necesidades.

Retomando el caso de la chica con antojo (pica) por comer hielo llamado «pagofagia», sus síntomas le estaban indicando que tenía anemia. Empezó a alimentarse de forma adecuada para mejorar la absorción del hierro y en poco tiempo su deseo por masticar hielo desapareció.

POR QUÉ TANTAS PERSONAS TIENEN ANTOJOS

Porque vivimos a toda prisa y nos pasamos la vida sin tener siquiera un minuto para mirarnos al espejo. Nos acostumbramos a malvivir, y creemos que es normal vivir a medio gas. Así que nuestro cuerpo intenta contarnos lo que le ocurre, pero no tenemos tiempo de escucharlo, y lo que en un principio no era nada, finalmente, se convierte en una carencia que genera otras reacciones en cascada, por lo que se originan carencias crónicas y, por tanto, antojos crónicos.

¿Qué te propongo hacer? Si tienes antojos de forma recurrente, toma lápiz y papel y anota cada día tus antojos y la emoción que más te embarga ese día.

DEL ANTOJO A LA ADICCIÓN

Como hemos visto, cuando tenemos antojos, detrás de ellos hay carencias afectivas, pero también nutricionales. Puede ser que a nuestras células les faltan unos nutrientes determinados e indispensables para poder funcionar al 100 % y, si no se los proporcionamos, entrará en un período de carencia crónica y el cuerpo pedirá continuamente aquello que le falta.

Pero, claro, ocurre, por ejemplo, que mi cuerpo necesita sodio (sal orgánica) porque sufro de ansiedad y en mi interior se generan una serie de reacciones que aumenta las necesidades de este nutriente, de modo que mis antojos tendrán que ver con los alimentos salados. Y qué tipo de alimentos comerás en ese momento. Quizá el cuerpo lo que necesita es sodio, sí, pero natural y saludable, como el que se encuentra en el apio, por ejemplo. Sin embargo, lo primero que te viene a la mente no es precisamente el apio. Cuando tienes antojo por lo salado, comes patatas fritas, embutidos, frutos secos tostados y salados, empanadillas... Todos son productos procesados, elaborados, cuyo sodio base se quedó en la primera manipulación. Además, todos contienen mucha sal química, así como potenciadores del sabor, grasas, conservantes y aditivos que engañan a nuestro paladar y plantan una gran semilla que hay que seguir regando cada día: la adicción. Tengamos en cuenta que cuando comes estos alimentos te generan placer, no porque tu cuerpo se sienta agradecido por lo que ingieres, porque al llevar potenciadores del sabor producen más deseo de comerlos. No hay más que ver los anuncios publicitarios, se publicita casi siempre todo aquello que no es necesario para nuestro organismo, pero que genera placer instantáneo. Sinceramente, nunca he visto un anuncio del apio natural ni el tomate fresco.

A su vez, el consumo de este tipo de alimentos nos aleja más aún de poder escuchar con eficacia a nuestro cuerpo. En consecuencia, la carencia de nutrientes se irá haciendo cada vez mayor, a la vez engordará también el antojo, y con él nuestra dependencia a ese tipo de alimentos, con lo que se instaurará un círculo del que será difícil salir.

Para colmo, este tipo de alimentos son de muy fácil acceso, y sus fabricantes se encargan de recordarnos continuamente que los compremos, nos generan necesidad de ellos, a pesar de que en su mayoría suelen ser productos de igual valor económico al que tienen para nuestro cuerpo, es decir bajo, lo cual facilita aún más su consumo habitual.

Test: Averigua qué emoción se esconde detrás de tus antojos

Antojo por los alimentos dulces:	Falta de amor y cariño, soledad, inquietud.
Antojo por las bebidas muy frías:	Te sientes estancado en la vida.
Antojos por sabores amargos:	Sentimiento de energía, estrés.
Antojo por los alimentos crudos:	Necesidad de enzimas, vitaminas.
Antojo por el chocolate:	Tensión.
Antojo por los ácidos:	Falta de descanso.
Antojo por los alimentos salados:	Estás sufriendo de ansiedad y estrés.
Antojo por los helados, incluso en invierno:	Falta de comunicación. Puede indicar un bajo funcionamiento del tiroides.
Antojo por lo picante:	Melancolía. Necesitas nuevas experiencias.
Antojo por los quesos:	Siempre tienes prisa. Presión constante.
Antojo por los lácteos:	Búsqueda de protección y apoyo.
Antojo por los alimentos crujientes:	Sufres ansiedad. Quizá tengas tendencia a apretar los dientes por la noche.

Capítulo 2

DESCUBRE CÓMO CONOCER
Y CAMBIAR TU METABOLISMO

¿Alguna vez has pensado que tu metabolismo ha cambiado? ¿O quizá notas, percibes que ya no eres la misma persona de antes? También es posible que tiempo atrás, cuando querías perder unos kilos te bastaba con dejar de cenar un par de noches, pero ahora la cosa se resiste y el peso se agarra a ti. Asimismo, cabe la posibilidad de que sientas que partes de tu cuerpo donde antes todo era perfecto ahora ya no lo es tanto... En realidad, nuestro metabolismo cambia cada día, a cada momento.

Y qué es eso del metabolismo. Según la definición de Wikipedia, es la cualidad que tienen los seres vivos de poder cambiar químicamente la naturaleza de ciertas sustancias; la capacidad de transformar la materia viva que hay en los alimentos en energía para beneficio propio; el conjunto de reacciones bioquímicas y procesos que ocurren en la célula y en el organismo.

Luego, si el metabolismo es el conjunto de todas las reacciones que se llevan a cabo en el ser viviente, cabe esperar que cada día sea diferente, o ¿acaso tienes la misma química el día que te encuentras de fantástico humor que el día que no te aguantas a ti misma?, ¿tienes la misma química el día que comes de forma equilibrada que el día que te excedes?

Está claro que el proceso es el mismo, pero no con la misma calidad ni eficacia.

Y especialmente el cuerpo de la mujer, quien tiene el don de generar vida, está en constante transformación, una trasformación maravillosa que permite la creación de una casita especial cada mes por si un huésped decide instalarse durante 9 meses en ella. Y en el caso de que se instale lo mantiene suministrándole alimento durante 40 semanas y, posteriormente, diseña un alimento completo y equilibrado para los siguientes años de vida que, además, podrá utilizar a demanda, pues mientras el bebé lo desee seguirá alimentándose de la rica leche. Y cuando ya la casita no está en condiciones para su uso, simplemente se cierra la puerta y ya no recibirá más huéspedes en su interior. Otro cambio más. Todos ellos acontecen en etapas y momentos diferentes, cada uno se verá propiciado por una serie de hormonas revolucionarias que defienden su territorio en cada momento y con mucho poder de convicción.

No es de extrañar, por tanto, que con tanta danza el cuerpo acabe un poquito loco, o quizá no, pero algo sí está claro: lo que sirve para una etapa no sirve para la otra.

Por lo general, todos nacemos con un organismo perfecto que realiza todas sus funciones de forma automática, sin pedirnos nada a cambio. Sin embargo, a lo largo del tiempo, nuestro cuerpo tiene necesidades diferentes y en ocasiones nos aferramos a los hábitos de una etapa anterior, hábitos que ya no nos sirven pero que nos cuesta cambiar y es lógico pero que son la clave para mantener un peso y vida saludables.

Pongamos un ejemplo. Al principio cuando decides independizarte te sirve vivir en una casa con compañeros de piso, es divertido y una experiencia genial. Más tarde encuentras el amor de tu vida y decides vivir en pareja, entonces necesitas una casa nueva donde podáis tener vuestro espacio y la decoráis a vuestro gusto, con esos detalles que hacen a una casa convertirse en un hogar. Después la vida te sonríe con un hijo y empiezas a darte cuenta de que aquella monísima mesa de centro tiene unos picos muy peligrosos, que aquel jarrón que te encanta es demasiado frágil, que esos cajones de la cocina ahora pueden servir de escalera y que esa pintura lisa es un tanto delicada, y decides ir retirando cosas que antes te servían y que ahora ya no, y así continúa la vida en un constante cambio diario y nos vamos adaptando a ella como sabemos y podemos.

¿Qué ocurre entonces con los hábitos de alimentación y de vida?

Cuando nacemos la leche materna es nuestro mejor alimento, diseñada para tomar de forma exclusiva hasta que salen los dientes y de forma complementaria hasta que queden dientes de leche. En la adolescencia necesitamos un aporte importante de energía para poder seguir creciendo. Por otra parte, en la edad adulta necesitamos un equilibrio de nutrientes y, dado que no crecemos más, nuestras necesidades de energía disminuyen y, puesto que ya tenemos los dientes definitivos, no necesitamos leche... Para sobrevivir en este mundo manteniendo la salud y el peso hay que ser camaleónicos, aunque con sólo escuchar a nuestro cuerpo veremos que ya existe un camaleón en nuestro interior, sólo tenemos que conocerlo y darle un poquito de poderío.

POR QUÉ CAMBIA EL METABOLISMO

Como estamos viendo, el hecho de que el metabolismo cambie es lo normal, sin embargo este término también es utilizado cuando nos referimos a un cambio permanente, un cambio positivo o negativo que determina un peso concreto en la persona y que lo estabiliza a largo plazo.

Se habla en positivo del metabolismo cuando una persona después de perder muchos kilos no vuelve a recuperarlos y dice refiriéndose a sí misma que le ha cambiado el metabolismo.

Y en negativo cuando una persona siempre estuvo delgada y por una serie de circunstancias (estrés, embarazo, lactancia, medicamentos, etc.) sufre un aumento de peso y, haga lo que haga, le resulta difícil volver a su situación anterior.

Pero este metabolismo está regulado por muchas hormonas, y en lo que al peso se refiere hay numerosos hábitos que influyen negativamente en lo que respecta a la vuelta a la normalidad del metabolismo.

Cuando el metabolismo se altera, se producirán unos síntomas y al comprender su lenguaje podrás comenzar a darle lo que necesita y, por tanto, comenzar ese ansiado viaje de retorno hacia esa mejor versión de ti mismo.

Test: Dime tus síntomas y te diré que está gestionando mal tu metabolismo:

a. Afecciones en la piel, alergias, desarreglos hormonales, problemas de oído, nariz, garganta. **Déficits nutricionales**

b. Sobrepeso u obesidad, fatiga, cansancio, vértigos, hipersensibilidad, nerviosismo, mal humor o irritabilidad si se retrasa la comida. **Problemas con la gestión de la glucosa.**

c. Dolores musculares, tendones o articulares, molestias en la orina, problemas en dientes y encías. **Tendencia a PH ácido.**

d. Fatiga, falta de energía, estrés, nerviosismo, trastornos del sueño, depresión. **El estado nervioso es la clave.**

e. Trastornos del tránsito intestinal, hinchazón abdominal, malas digestiones, pesadez, acidez, colon irritable. **El aparato digestivo es tu punto débil, necesitas mejorar las digestiones.**

f. Desórdenes digestivos, dolor de estómago y náuseas, sobrepeso. **Tienes un exceso de toxinas acumuladas.**

g. Envejecimiento acelerado, me duele todo, problemas de inflamación crónica, fatiga visual o problemas en la vista, tomas varias pastillas al día. **Sufres un proceso de oxidación celular.**

Ahora que ya sabes un poquito más acerca de tu metabolismo ya puedes empezar a poner tu foco en mejorar tu punto más débil.

POR QUÉ TANTAS PERSONAS NO PUEDEN MANTENER UN PESO SALUDABLE

A menudo el hecho de conseguir un peso saludable se produce como consecuencia de haber seguido una dieta baja en calorías, sin embargo, la persona no lleva a cabo un proceso de regulación del metabolismo, las hormonas, los hábitos y las rutinas diarias que son precisamente la causa, la razón por la que llegó a tener un peso o estado de salud no deseado.

Es normal que el cuerpo tenga esa tendencia a volver al punto de inicio si no se han considerado las raíces del problema. Por otra parte, el aferramiento a los antiguos hábitos tras avanzar en etapas diferentes de la vida es también un motivo importante para no mantener el peso saludable. Además de eso, la rapidez con la que a veces deseamos los cambios nos lleva a elegir métodos no muy beneficiosos para la salud, por ejemplo, si tengo un período de mucho cansancio lo lógico sería descansar lo máximo posible, por el contrario, lo que se suele hacer es abusar de estimulantes o multivitamínicos para no perder el tiempo, de modo que empezamos a sumar al cansancio ya acumulado una serie de sustancias que el cuerpo reconoce como tóxicas y que desencadenarán una alteración hormonal, como veremos más adelante, que en ocasiones tendrá como resultado un peso no deseado.

Por otro lado, hay una preocupación por cómo suplementar, nos preocupamos por las carencias en un mundo de excesos: qué tomar para regular el colesterol, para prevenir la osteoporosis, para adelgazar rápido…, y eso conduce a seguir una dieta pautada. Entonces, casi siempre se empieza a comer alimentos más sanos pero no se eliminan los más dañinos, aunque ésa es la clave para el éxito, quitar lo que es perjudicial primero, fijarse en cómo comemos los alimentos después y, por último, qué tipo de alimentos consumimos. Yo siempre comparo esta situación con los armarios. Imagínate tu armario lleno de ropa que ya no te sirve, que no te gusta o que no usas, tan lleno de cosas que has ido dejando allí «por si acaso» que no te queda un hueco libre para nada más. Por si fuera poco, está tan desordenado que la mayor parte de los días no encuentras lo que buscas. Con todo, te planteas salir de compras y renovar tu vestuario. Es tu momento, has cambiado de estilo, de talla, lo necesitas. ¿Qué es lo primero? Está claro, lo primero es acabar con el desorden, sacar lo que ensucia tu vista porque ya no te gusta, quitar lo que no usas y que te ocupa un espacio precioso. Así ya puedes ponerte a limpiar y, cuando lo ordenas y sólo dejas lo básico, y lo ves todo limpio, bien colocado, con sólo lo que sabes que sí usarás, que además te encanta porque cuando te lo pones te hace sentir especial, la sensación es increíble. Ahora sí puedes ir de compras, porque ya sabes qué necesitas, ya tienes la base, y llegas con tu ropita nueva, recién comprada, de tu talla, y la colocas con mimo, cuando acabas piensas: «¡Uy, cómo he podido vivir tanto tiempo sin estas prendas!». Pero lo mejor es que llega el momento de usarlas y no te hace falta ni buscar porque todo está en su lugar.

En el cuerpo ocurre exactamente lo mismo, consumimos ciertos tipos de alimentos que lo ensucian, que no le van bien, y es muy importante conocerlos, y una vez identificados, sacarlos fuera. A continuación, toca limpiar las toxinas que han dejado dentro, y, por último, poner todo en su sitio, alimentar las defensas y hacer que todo quede en armonía. Pero, para poder empezar este proceso, hay que facilitar las cosas, hay que regular algunas hormonas.

EL SECRETO DE PASAR DE LA HORMONA QUE GRUÑE A LA HORMONA QUE SONRÍE

¿Cuál es la hormona que gruñe? Es conocida como grelina y te hace sentir aquello de: «tengo tanta hambre que me como lo que me echen». Por tanto, de ahora en adelante cuando sientas esas ganas incontroladas por comer ya sabes cómo se llama la causante. Curiosamente y aquí viene lo bueno, en personas que llevan a cabo dietas de adelgazamiento, se han detectado más niveles de esta hormona porque al pasar hambre el cuerpo entiende que necesita estimular más aún el deseo de comer para que le hagas caso, y en consecuencia emitirá más cantidad de grelina. Por ese motivo es la causante en muchas ocasiones de las comilonas o atracones sin control. Por tanto, hacer dietas restrictivas o pasar largos períodos sin comer es la causa principal de no poder controlar lo que se come. Una razón más para no hacer dieta estricta con el objeto de bajar de peso.

Bien, ya te he presentado a una de tus enemigas llamada «grelina», ahora procederé a hablar de una gran amiga, pero antes te contaré algo: la historia de un hombre que consiguió su peso saludable sin hacer una dieta estricta.

Te hablo de Horacio Fletcher, un norteamericano que llegó a pesar 120 kilos y medía 167 centímetros. Tenía un problema de obesidad del que no veía la forma de librarse, lo había intentado todo, pero si alguna vez perdía lo recuperaba con intereses y su salud era un caos, hasta que oyó hablar del método de lord William, que proponía comer de todo, pero con una única condición masticar cada bocado 32 veces antes de tragarlo. Fletcher lo puso en práctica y eso le permitió perder los 20 kilos que necesitaba y recuperar el rumbo de su vida y su salud.

Este ejemplo nos demuestra lo significativo y poderoso que puede llegar a ser un cambio de hábitos, sin cambiar nada más, simplemente comer lo mismo de diferente manera.

Y aquí reside el gran secreto de esas personas que mantienen su peso estable de por vida, todas ellas de forma consciente o inconsciente viven acompañadas por su aliada llamada «leptina».

La leptina, la hormona que sonríe, es una de las más importantes hormonas de la saciedad, pero ¿qué tiene que ver el hecho de masticar más con la leptina y la grelina?

Cada vez que comes deprisa estás ingiriendo más calorías de las que tu cuerpo necesita. Por otro lado, el hecho de comer deprisa está relacionado con muchas enfermedades como el colon irritable, el cáncer de colon, la diabetes, el estreñimiento, las diarreas, las malas digestiones, los gases, el sobrepeso y la obesidad.

¿Qué ocurre entonces? Cuando comes deprisa, esa comunicación eficaz con la que todos nacemos entre estómago y cerebro se pierde. Para que la leptina (hormona amiga de la saciedad) llegue a su destino (cerebro) necesita un tiempo de masticación, concretamente entre 15 y 20 minutos, luego ¿qué ocurre si comes deprisa? Fácil, que en 10 minutos te has comido el primero, el segundo, el postre y el café y, si te descuidas, hasta has puesto el lavavajillas... Así que ¿dónde quedó tu hormona?

✍ Qué te propongo:

1. Una toma de conciencia, a partir de este momento, si deseas regular tus hormonas y con ello comenzar este viaje de vuelta hacia tu metabolismo verdadero. Empieza a darte cuenta de cuántas veces masticas cada bocado, sólo toma conciencia de ello.

Imaginemos que cuentas 5 veces, pues proponte cada día sumar uno más, de este modo se producirá un cambio muy beneficioso a largo plazo y que no te costará un esfuerzo extra.

Además, poco a poco irás mejorando tu marca hasta que en poco tiempo estarás siguiendo mi regla para principiantes 20/20: 20 minutos para comer y masticar 20 veces antes de tragar.

2. Pon un espejo en la mesa para comer. El simple hecho de observar cómo comes te va a ayudar en gran medida a corregir este hábito, porque ¿a quién le gusta ver su imagen en el espejo comiendo deprisa, con la boca abierta y mostrando la ansiedad?

✋ **Qué 5 beneficios inmediatos notarás:**
1. Te ayudará a perder peso.
2. Saborearás y disfrutarás más la comida.,
3. Tendrás mejores digestiones.
4. Aumentarás tus defensas porque el 70 % de ellas están en tu intestino y, si tu estómago funciona mejor, tu intestino funcionará mejor. De modo que tus defensas empezarán a desarrollarse para estar a fuerzas de bombas *forever*.
5. Notarás una mayor sensación de saciedad con menos cantidad de alimento, con lo que te sentirás más relajada.

🔔 **Te ayuda:**

Hace unos meses, un cliente comenzó tratamiento conmigo y empezamos precisamente por este punto, comer despacio, pero le costaba mucho trabajo. Me comentaba que el día que estaba más tranquilo lo conseguía, podía comer despacio y masticar bien, sin embargo, si tenía un mal día o con mucho estrés no podía controlarlo. Tenía el síndrome del acelerando con el semáforo en rojo. Así que fuimos a lo profundo: prepararse para comer despacio.

¿Alguna vez has visto la postura que tienen los corredores de carreras de maratón antes de la salida? Van vestidos con ropa apropiada, están en el ambiente apropiado con la motivación del público generando la emoción que necesitan, unos minutos antes estiran, calientan y, por último, se ponen en posición de salida y cuando dan el pistoletazo, adelante a correr.

Bien, para comer y para hacerlo bien vamos a prepararnos:

☺✔ Antes de empezar a comer, prepara el ambiente.

Pon la mesa de manera que tengas todo en ella sin tener que levantarte. Puedes poner una música relajante que te guste y evita la contaminación visual que puede suponer la televisión, el ordenador o el móvil. Si quieres cambiar este hábito, si deseas tener buenas digestiones, sentirte bien y perder peso, tienes que prestarle al momento de alimentarte la atención que merece.

☺✔ Tómate unos minutos para sentarte, cerrar los ojos y hacer un par de inspiraciones profundas.

☺✔ Y ahora empieza a pensar en uno de los momentos más felices de tu vida.

☺✔ Listo para empezar, ¡buen provecho!

☺✔ Mientras estas comiendo, suelta el acelerador cuando el semáforo está en rojo, es decir, suelta los cubiertos mientras aún tienes la boca llena.

Test: Averigua qué hormona predomina en ti

1. Me sacio muy fácilmente:
   a. Sí, y eso me ayuda a controlar mi peso.
   b. No siempre.
   c. Nunca me sacio.

2. Disfruto de muy buenas digestiones:
   a. Si, siempre.
   b. No siempre.
   c. No, me siento hinchado después de comer.

3. Mastico mucho la comida y como despacio:
   a. Sí, lo controlo al 100 %.

b. Algo, pero parece que no lo suficiente.

c. No como, engullo.

4. Siempre como la cantidad justa:

a. Sí, lo controlo al 100 %.

b. Algo, pero parece que no lo suficiente.

c. No tengo ni idea.

5. Disfruto del relax en la comida:

a. Sí, por eso me siento fenomenal.

b. Algo, pero parece que no lo suficiente.

c. No disfruto, voy a toda prisa.

Resultados:

4 o más respuestas a: ¡Enhorabuena! Eres una persona que masticas muy bien y facilitas tus digestiones y mantienes tu peso saludable.

4 o más respuestas b: Bien, eres una persona que tiene conciencia de que debes comer despacio, pero aún no lo controlas del todo.

4 o más respuestas c: Tu propósito es cuidarte y deseas adquirir este buen hábito, y sabes que debes empezar a entrenarte ya.

Nota: Ten en cuenta que desde pequeños se nos entrena para comer deprisa, se nos premia por acabar los primeros, por rebañar el plato, en ocasiones se nos regaña por dejar la cantidad que ya no nos apetece en él, por quedarnos los últimos en la mesa, por ser lentos… La lentitud, que yo considero un arte, no está bien vista en esta sociedad actual donde hay que ser ante todo «rentables», de modo que no te extrañe que te cueste un pelín modificar este hábito. Aunque te diré algo: tienes la capacidad de comer despacio, de masticar correctamente, de triturar bien el alimento con los dientes, de regular tu nivel de saciedad hasta tal punto que sepas siempre qué cantidad comer para mantener tu peso y tu salud, lo que ocurre es que lo has olvidado, ahora sólo se trata de recordar. Y algo bueno a tu favor te diré: «Aprender a comer saludable es como aprender a montar en bici, nunca se olvida».

Siéntete orgullosa porque has pasado a seguir parte de otro de mis mandamientos de la vida sana:

«Caminaré a diario, beberé más agua, comeré menos y masticaré más».

QUÉ ES «LA CORRUPCIÓN ORGÁNICA»

Ahora que tan de moda está el tema de la corrupción, vamos a introducir este nuevo concepto que, lejos de ser provocado por políticos poco honrosos, somos nosotros mismos los que la originamos en nuestro propio cuerpo.

Bien, qué pasa cuando hay corrupción. Sí, que hay personas que se llevan lo que no es suyo y siguen haciéndolo hasta que un día se destapa la liebre y se pilla al ladrón. Entonces, los demás le miran con otra cara, va a prisión y en la mayoría de ocasiones no devuelve lo que robó porque ya se lo gastó.

Pues en el cuerpo ocurre exactamente igual. Hay diferentes alimentos que cuando los tomamos empiezan a robarle a nuestro organismo nutrientes vitales para su existencia, pero nosotros, como no sabemos que son ladrones, les cogemos cariño y les seguimos permitiendo que sigan entrando en nuestra más preciada casa, nuestro cuerpo, y cada día depositamos nuestra confianza en ellos y les dejamos pasar sin sospechar nada, hasta que un día empezamos a sospechar, algo pasa que aquello ya no te sienta bien, qué será. Entonces, empiezas una investigación y por fin compruebas que el día que no lo tomas parece que estás un poco mejor. Así empieza la duda, ¿será de eso o de otra cosa? Y cuando ya no te fías de ellos, decides pedir referencias del tipo en cuestión y buscas por Internet. La información es variada y difusa, pero parece que algo hay. Decides entonces preguntar a un profesional que los conozca bien y pueda darte información detallada y ¡zas!, descubres la verdad. Enseguida lo sentencias y aquí se acabó la amistad.

Eso es lo que le pasó a un chico que me visitó en consulta hace un par de años. Tenía un problema terrible con una rinitis constante, su nariz parecía un grifo abierto durante todo el día. Le habían operado en tres ocasiones, pero el problema continuaba, tomaba antihistamínicos a diario, no obstante seguía igual, y en un intento desesperado de ayuda se encontró conmigo.

Mi solución fue drástica pero concisa, sólo le receté eliminar el gran ladrón de su vida, el azúcar blanco.

El azúcar blanco no es un alimento, es un producto químico altamente nocivo para el organismo. Pero ¿cómo va a ser un producto químico si procede de la naturaleza?

Sí, pero no de la forma en que lo consumimos. Cuando el azúcar blanco llega a nuestra mesa ha pasado por un proceso químico porque para refinarlo le añaden cal viva, la cual le quita cualquier posible nutriente que pudiera tener. Como siempre vamos con prisas, le añaden dióxido de carbono para acelerar el proceso de la cal. Por último, añaden ácido sulfúrico y sulfato de calcio con el fin de que adquiera ese color blanco puro.

Pero el azúcar en sí mismo no es malo, todo depende de su procedencia. No olvidemos que la fruta contiene azúcar, pero ésta es de calidad ya que además aporta nutrientes. Sin embargo, el azúcar añadido no aporta nada más, sólo calorías. Éste es su primer inconveniente ya que debido a ello desencadena un proceso de desequilibrio nutritivo en el organismo de carácter importante, porque cuando tomamos cualquier alimento luego tenemos que metabolizarlo y eso significa hacer nuestra esa energía. Ese proceso, como cualquier otro, requiere de cierto material, concretamente de vitamina B y de calcio, para llevarlo a cabo. Cuando tomamos fruta, ésta contiene azúcar pero también vitaminas y minerales que el cuerpo utiliza como material para metabolizar el azúcar. En cambio, cuando tomas azúcar añadido que no contiene nada más que calorías, el cuerpo sigue necesitando vitamina B y calcio para metabolizarlo, pero, como lo que te has tomado no lo contiene, no tiene más remedio que robarlo de tu propio cuerpo. Y, claro, ya te puedes imaginar que lo toma de donde más hay. ¿Dónde se te ocurre que hay más calcio? Eso es, en los huesos y en los dientes. Pues de ahí lo va sacando. Así que cada vez que tomas azúcar añadido estás descalcificando tu cuerpo, estás originando esa situación de corrupción orgánica a la que tu cuerpo empezará a revelarse tarde o temprano.

¿Y cómo se revela? Pues empieza a luchar intentando que mantengas el equilibrio, pero si sigues metiendo ladrones que le roben cada día finalmente acabará perdiendo la batalla. En no pocas ocasiones, por ejemplo, el consumo de azúcar está relacionado con la caries, el aumento de triglicéridos, el cáncer de estómago, cáncer de colon, osteoporosis, con obesidad, cálculos biliares, diabetes, enfermedad de Crohn, hiperactividad y déficit de crecimiento.

Del resto de colaboradores que participan en la corrupción hablaremos a continuación y también de los beneficios que se notan desde el minuto cero de dejar de consumirlos.

POR QUÉ TANTAS PERSONAS SIGUEN VIVIENDO CON LADRONES

Cuando hablamos de ladrones, es curioso porque se nos viene a la mente la idea de una persona que roba, ¿sí? ¿A quién le gusta este tipo de personas? Es más, este tema asusta un poco. A mí personalmente, como lo sufrí en mi propio cuerpo, me aterroriza.

Una noche dormíamos tranquilos en casa de mis padres cuando un grupo de ladrones desconectaron todas las farolas de alrededor e intentaron entrar en casa por una de las ventanas del patio. Recuerdo perfectamente la sensación de alarma, de miedo, la impotencia y muchas emociones más… Entonces piensas por qué… por qué robar. En realidad, nadie es culpable de que unos ladrones entren en su casa. Muy diferente es si aun sabiendo que lo son, les invitas a pasar y les facilitas gustosamente que tengan acceso a tus llaves y a tus pertenencias. Suena raro, ¿verdad? Al fin y al cabo, los ladrones roban generalmente cosas cuyo valor, en mayor o menor medida, pueden ser pagadas con dinero. Sin embargo, hay otro tipo de ladrones que se llevan cosas mucho más importantes y que, sin ser conscientes de ello, les estamos invitando a nuestra única y verdadera casa cada día.

Estoy hablando de los alimentos que roban nutrientes a tu auténtica casa que es tu cuerpo, el único templo que tienes para vivir.

Te recordaré mi primer mandamiento de la vida sana:

«Amaré mi cuerpo por encima de todas las cosas,
pues es el único templo que tengo para vivir».

Todo proceso para mejorar nuestra salud debe comenzar por ordenar y eliminar todos aquellos elementos que ya no nos sirven.

¿Recuerdas mi lugar preferido de la casa, los armarios? Con el cuerpo ocurre exactamente igual. Si has llegado a un momento de tu vida en que hay algo que no te permite estar bien, feliz…, es el momento del cambio. Hay que empezar a revisar y desechar lo que nos roba energía, nutrientes y con ello paz y equilibrio.

La razón por la que tanta gente sigue viviendo entre ladrones es porque no sabe que son ladrones.

Ya hemos visto que EL MAYOR LADRÓN ES EL AZÚCAR, que es un veneno legal y de venta libre. Fíjate que las recomendaciones hablan de no superar los 50 gramos de azúcar al día, sin embargo, se estima una media de consumo de 80 y 100 gramos.

Además, suele formar parte de productos poco saludables como pasteles, helados, alimentos refinados y bebidas azucaradas, lo cual supone el consumo de alimentos perjudiciales para la salud.

También roba calcio, vitaminas. ¿Algo más? Sí, mucho más.

Si tienes hijos te habrá pasado como a mí. Algún día vas a casa de alguien poco antes de la hora de comer y les ofrecen unas galletas (azúcar) y ellos se las comen, claro, y al llegar a casa ya no tienen hambre. Al quitar las ganas de comer, evita que ingieras alimentos que sí son beneficiosos, por lo que el riesgo de carencias nutritivas es mayor.

«Ah, pero si yo no tomo azúcar», me dicen a veces mis clientes. Veamos si es así.

Una lata de Coca-Cola contiene 7 cucharadas de azúcar equivalente al azúcar total recomendado para un día y una de Fanta 8 cucharadas.

¿A quién le encanta el azúcar?

A las células cancerosas, a la diabetes, a los hongos, a los virus, a la inflamación y a la mayor parte de enfermedades.

Un helado cremoso puede contener hasta 27 cucharadas de azúcar, el plátano contiene casi cuatro, el tomate envasado, unas 6,5 cucharadas, una hamburguesa, 1 cucharada y hasta una ensalada de las que venden preparadas contiene 2 cucharadas. Así pues, alimentos que no tendrían por qué incluirla la llevan.

Ya sabemos que el azúcar es un gran ladrón, pero qué pasará en tu cuerpo si decides eliminarlo de tu vida alimentaria? ¿Quieres saberlo? Son 10 beneficios desde el minuto cero.

En este capítulo te he prometido que te enseñaría a iniciar un cambio metabólico, pues bien, ése es el primer efecto positivo que ocurre.

¿Recuerdas a tu amiga leptina? Cuando tomas azúcar se suprime el efecto de tu hormona leptina, la que hace que te sientas lleno. Cuando dejas de consumirlo, el cuerpo vuelve a conectar con su propia esencia, esa perfección con la que todos nacemos y con la que todo se regula por sí solo y que en un momento de nuestra vida se pierde sin saber cómo ni por qué.

Como el consumo de azúcar roba nutrientes, eso hace que tu metabolismo sea más lento. Cuando dejas el azúcar, asimilas bien los nutrientes, luego tu cuerpo empieza a funcionar mejor y eso se traduce en un metabolismo más rápido.

Como el hígado deja de estar saturado, empieza a mejorar el humor. Además, tu cuerpo, que para luchar contra los tóxicos acumula agua y grasa dando como resultado la celulitis, como ya no tiene que luchar contra los tóxicos, ¡adivina qué!, la celulitis visualmente desaparece.

Otra de las cosas que se nota cuando dejas el azúcar es que tienes un aumento de energía brutal, al contrario de lo que se piensa. Al tomar azúcar, en realidad, lo que tú consideras un «subidón» es todo el despliegue de tu cuerpo poniéndose en marcha para luchar contra el tóxico, el mismo «subidón» que te daría si entran los ladrones en tu casa estando tú dentro.

Asimismo, duermes mejor. Según diferentes estudios, al dejar el azúcar mejora la calidad del sueño, y como consecuencia, y he aquí otra clave para nuestro propósito, se cambia y regula EL METABOLISMO.

Otros beneficios: desaparece el síndrome premenstrual, mejora el estado de la piel, las uñas y el pelo, tu hígado empieza a funcionar muy bien y una consecuencia inmediata de ello es que tu piel se ve radiante.

También recuperas la capacidad de distinguir entre hambre de verdad y hambre emocional.

La forma de tu cuerpo empieza a definirse y reducir volumen de forma impresionante porque cuando quitas toxinas, baja la inflamación y no olvidemos que las enfermedades de la civilización actual son todas inflamatorias.

Bien, ahora me referiré a tres estrategias para reducir el azúcar de tu vida de una forma fácil y sin esfuerzo:

1. Lo primero es saber cuánto azúcar tomas. Con este propósito, debes empezar a leer las etiquetas de los alimentos y comprobar que algunos de ellos que aparentemente no deberían llevar azúcar sí lo llevan. Un ejemplo es el jamón cocido.
2. Hacer un listado de los alimentos que consumes normalmente y que contienen azúcar.
3. Reducir a la mitad el consumo de estos alimentos.

EL SIGUIENTE LADRÓN ES LA LECHE ANIMAL NO HUMANA

Antes de empezar, piensa un momento en la última vez que fuiste a comprar al súper.

Ahora, dime, cuántos pasillos hay de lácteos.

Y de derivados lácteos (yogures de sabores, cuajadas, bebibles, natillas, flanes, productos lácteos específicos para problemas)…

Mantequillas, margarinas…

Y de quesos…

Y de cereales…

Y de bollería para mojar en la leche…

Y de cacao, café…

Por lo general, suele haber entre 4 y 5 pasillos, a veces la mitad de todo un supermercado.

La leche es el único alimento que POR SÍ SOLO SUPONE UNA DIETA EQUILIBRADA AL 100 %, pues contiene todo lo necesario. Sí, pero la de vaca para el ternero y la humana para el humano.

La leche que produce cada mamífero es específica para su especie y la naturaleza la ha hecho idónea para las necesidades de su cría y no para las de otra.

Por costumbre y tradición los seres humanos solemos consumir leche de otras especies y sus derivados con la absoluta certeza de que constituyen uno de los mejores alimentos, principalmente para los niños.

La cuestión del consumo de la leche es muy controvertida y da para un libro por sí sola, pero aquí iremos al grano, con la intención de conocer la verdad.

Desde el punto de vista de la raza humana y si nos fijamos en el resto de los mamíferos, el hombre es el único que toma leche de otras especies después del destete materno (el que tiene la suerte de poder tomar teta). Esto a mí personalmente me conduce a pensar que no es necesaria y que la industria alimentaria nos ha vendido una necesidad argumentando en pilares que se caen tan sólo con mirarlos.

La razón por la que tomamos leche de otros animales es principalmente una: MIEDO.

Nos han vendido la idea de que es importante como fuente de calcio, pero hay muchos alimentos más ricos en calcio que la leche como, por ejemplo, el brócoli o las almendras que son una mayor fuente de calcio que la leche de vaca.

Durante muchos años se ha creído que la leche es la mejor fuente de calcio, pero un artículo publicado en el *Postgraduate Medical Journal* en 1976 reveló que: «No se ha verificado que la deficiencia de calcio en el organismo tenga que ver con una dieta con bajos niveles del mismo».

Quizá la leche que tomaban nuestros antepasados no fuese tan mala, la leche recién ordeñada, de animales criados libremente y alimentados con pastos salvajes, y aunque no fuera necesaria, quizá no hacía ningún mal, o sí, no lo sé.

Pero hoy día el consumo de leche se ha relacionado con:

Dolores abdominales

Estreñimiento y agravación del colon irritable

Ulcera gastrointestinal

Hemorragias intestinales

Anemia

Diabetes

Alergias

Cataratas

Pero yo me pregunto, qué puede aportarme a mí un líquido, que con el buen fin de que no contenga bacterias y microorganismos patógenos es sometido a altísimas temperaturas en las que no sólo mueren esos patógenos, sino que en el proceso también mueren los que pudieran ser beneficiosos.

¿Y el paso de la leche fresca a leche en tetrabrik?

Por ley, un cartón de leche pasteurizada puede estar hasta 5 años en el supermercado, esto supone que, pasada la primera fecha de caducidad, se vuelve a pasteurizar y vuelta al supermercado.

A mí me da qué pensar de un producto que de forma natural dura 3 días y puede estar a la venta hasta 5 años.

Por otro lado, esta leche que está diseñada para los terneros, animales que duplican su peso en un mes gracias a esta leche porque es muy rica en grasa (no olvidemos que los humanos duplicamos nuestro peso aproximadamente en un año, aunque no todos), se desnata, pero, claro, al quitarle la grasa, ciertas vitaminas como la A y la D se pierden en esa nata y una de ellas, la vitamina D, es imprescindible para absorber el calcio. Entonces le añaden las vitaminas artificialmente, pero es evidente que nunca lo artificial puede igualarse a lo natural y quizá aquí tenemos un árbol caído.

Y yo también me pregunto: qué paz puede aportarme a mí un líquido que proviene de un animal al que se administran hormonas artificiales para provocar una subida constante de leche, que como tienen mastitis (y toda mujer que ha parido sabe lo malo que es eso) les ponen antibióticos para tratar las infecciones que luego van a parar a la leche. Animal que, para colmo, ha sido separado de su hijo, que es el que tenía que beberse esa leche, para que la tome otra especie llamada «humana», viviendo además en espacios minúsculos todo el día conectado a un sacaleches.

Pero el problema mayor de la leche reside precisamente en lo que roba, como comentaba antes.

Nuestro cuerpo tiene un pH estable con tendencia a la alcalinidad, lo que quiere decir que siempre intentará mantener esos niveles porque con ellos logramos la salud y el equilibrio. ¿Qué pasa si tomo alimentos que provoquen un cambio en mi pH? Pues que el organismo trabaja muy duro para restablecer el equilibrio y en ese proceso necesita ciertas sustancias para poder neutralizar el efecto.

La leche es uno de los alimentos que más puede influir en acidificar nuestro pH. Como consecuencia de esa alteración, nuestro organismo necesita calcio y magnesio para reparar la situación y, aquí viene lo bueno: la leche roba al organismo dos de nuestros nutrientes más preciados (el calcio y el magnesio). ¿Ya ha quedado claro que lo toma de donde más hay y de donde tenemos más calcio, verdad? Pues sí, en el hueso y en los dientes. Entonces, ¿qué es lo que estamos haciendo cuando tomamos leche, nos calcificamos o nos descalcificamos?

Sorprende bastante pensar que en diferentes partes del mundo en poblaciones como la asiática que no consumen lácteos no conocen los problemas de osteoporosis, en cambio, en poblaciones como la estadounidense, que es la que más lácteos consume del planeta, existe la mayor tasa de osteoporosis del mundo, por tanto parece que aquí también ha caído otro árbol.

Muchos de nosotros somos intolerantes a la lactosa, pero eso no es una enfermedad ni un problema como nos hacen creer, sino un proceso natural de nuestro organismo. Después de la edad del destete empieza a perder eficacia la enzima lactasa, que es la encargada de digerir la lactosa. Por otro lado, la leche de vaca tiene tres veces más proteína que la humana y una de ellas es la caseína, una proteína muy densa que nuestro organismo no puede eliminar correctamente, lo que se relaciona con problemas inmunológicos así como alergias y asma. Los lácteos no son imprescindibles para el cuerpo humano, para la industria quizá sí.

Si deseas seguir tomando leche, mejor que sea fresca y ecológica, mejor de cabra que de vaca y mejor vegetal que animal.

Cuatro buenas equivalencias de calcio, no lácteas:

Un vaso de leche de 200 ml = 100 gramos de almendras = 100 gramos de habichuelas = 100 gramos de garbanzos = 500 gramos de brócoli.

A continuación, tres estrategias para reducir el consumo de lácteos:

1. Empieza tomando conciencia de la cantidad de lácteos que consumes.
2. Haz una lista con el tipo de productos lácteos que tomas.
3. Reduce a la mitad el consumo de estos alimentos.

Otros ladrones que debes conocer son los REFINADOS. A continuación, hablaremos de su efecto sobre la salud porque contribuyen al efecto «subidón-bajón», junto con otros amigos suyos.

PASAR DEL PLACER AL DOLOR EN 30 MINUTOS

Si eres humano, te ha pasado alguna vez seguro que vas a la casa de alguien a comer y todo va genial. Acabas de terminar de comer, te has quedado a gusto, te sientes bien, ya estás llena y no tienes más hambre, pero entonces te ofrecen un postre hipercalórico y lleno de azúcar, tiene buena pinta y seguro que está rico porque en esa casa cocinan fenomenal pero a ti no te entra, no te apetece, sin embargo te insisten y al final por no hacer el feo te ves a ti misma comiéndotelo hasta rebañar el plato. Entonces, nada más acabar tienes una sed terrible y bebes varios vasos de agua. Al final, resulta que no digieres bien la comida que tan bien te había sentado, se te hincha la barriga, te sientes incómoda, te tienes que desabrochar el pantalón porque crees que vas a estallar, te duele la tripa y, para colmo, te asaltan pensamientos de culpa: «Por qué me habré comido ese postre si yo no tenía hambre, debería haber dicho que no, ya veremos, con lo bien que yo iba…, este exceso me lo fastidia todo». Así que te sientes mal contigo misma por no seguir tu camino. Esos pensamientos te debilitan, te bajan la autoestima y te alejan de tu meta. Has pasado del placer al dolor en 30 minutos.

De nuevo te animo a escuchar a tu cuerpo y sólo comer cuando tengas hambre orgánica, ahora ya sabes cómo reconocerla y recuerda «que si ya sabes lo que tienes que hacer y no lo haces, estarás peor que antes».

Test: Averigua tu nivel de corrupción orgánica

1. Pierdo el control comiendo:
    a. Nunca.
    b. A veces.
    c. Siempre.

2. Tengo mal humor
    a. Nunca.
    b. A veces.
    c. Siempre.

3. Tengo celulitis:
    a. Nunca he tenido.
    b. En ocasiones me la he visto.
    c. Vivo con ella.

4. Tengo caries:
    a. Nunca he tenido.
    b. Sólo tengo una.
    c. Me han hecho varios empastes.

5. Consumo galletas o bollería y zumos envasados:
    a. Nunca.
    b. Dos o más veces a la semana.
    c. A diario.

Resultados:

4 o más respuestas a: ¡Enhorabuena! Eres una persona libre de corrupción orgánica.

4 o más respuestas b: Eres una persona prudente que intentas controlar lo que comes.

4 o más respuestas c: Acabas de descubrir que tienes una corrupción orgánica.

QUÉ HAY DETRÁS DEL CANSANCIO Y LA FATIGA CRÓNICA

Hace unos días, cuando llegaba a la consulta, vi a lo lejos una mujer que caminaba hacia mí con una ligereza y gracia maravillosas, con unos pasos firmes y constantes, de esos que se nota que la persona que los da está feliz, alegre, llena de energía. Conforme se acercaba fui reconociendo su imagen y entonces nos sonreímos y saludamos. Era una clienta que acababa de conseguir su meta semanas antes. Le comenté lo bien que la veía, entonces ella me dijo: «Paqui, ¿te acuerdas del primer día que nos vimos? Yo no podía levantarme del sofá en todo el día, no podía y creía que nunca iba a poder, estoy muy contenta.

Esta clienta padecía fatiga crónica, le habían diagnosticado fibromialgia y los dolores y el cansancio se habían apoderado de su vida. Estaba totalmente entregada a su situación y se había resignado a vivir con ella, así sólo vino a visitarme con la intención de adelgazar para ver si mejoraba algo, pero lo creía imposible dada la cantidad de medicación que necesitaba tomar cada día. Decía que no tenía fuerzas ni para peinarse.

Y es así como uno se siente cuando el cansancio y la fatiga se vuelven compañeras de piso sin que nosotros nos pronunciemos al respecto.

Detrás de la fatiga crónica hay muchos factores, de uno de ellos ya hemos hablado, los ladrones. Cuando en tu cuerpo se instala la corrupción orgánica, está tan ocupado intentando solucionarlo que invierte gran parte de tu energía en ello, una energía que necesitas para disfrutar de tu familia, trabajar, estar bien y ser feliz.

Además de los ya mencionados anteriormente tenemos otro gran ladrón de guante en este caso blanco, los refinados:

HARINAS REFINADAS

La harina refinada es prácticamente almidón y al estar tan procesada, esto es, el grano ha sido tratado químicamente, se crea el llamado «aloxano», un veneno que utilizan los investigadores para producir diabetes en ratones sanos para su posterior experimentación.

El aloxano produce radicales libres en las células beta de tu páncreas, que son las que segregan insulina. Al ser destruidas se origina la diabetes.

La harina refinada no aporta ningún nutriente valioso para tu cuerpo, sólo hidratos de carbono, que ayudan a almacenar la grasa, por lo que te hace engordar. Cuanta más harina blanca consumas, más trabajo le das a tu páncreas porque tiene que segregar más insulina, lo que promueve el almacenamiento de grasas, aumentas más rápido de peso y también lo hacen tus triglicéridos. Además, el exceso de trabajo de tu páncreas puede hacer que falle en su función, momento en que aparece la diabetes tipo 2.

ARROZ BLANCO

Las personas que comen 5 veces arroz blanco a la semana tienen un 17% más de probabilidades de padecer diabetes, porque es un alimento refinado con un alto contenido en azúcar.

Pensemos que sólo desde el siglo xx el arroz es refinado, se le retira su capa exterior y el germen, por lo que se convierte en un producto refinado y de absorción rápida.

Lo mismo ocurre con la pasta refinada.

LA SAL REFINADA

Es básicamente cloruro de sodio, por lo que no aporta minerales como la sal natural. Además, aumenta el riesgo de hipertensión y de enfermedad cardiovascular.

Tras el proceso de refinamiento, la sal pierde los oligoelementos y minerales esenciales que contenía y se le añade yodo y flúor. Ambos elementos químicos son tóxicos si se superan las dosis recomendadas, pero se añaden porque el yodo mejora el funcionamiento de la glándula tiroides y el flúor previene la caries. Sin embargo, este último es uno de los elementos más radiactivos que existen.

Cuando consumes comida chatarra, llena de sal refinada, aumentas el riesgo de padecer enfermedades cardiovasculares, ya que consumir este tipo de alimentos es consumir unas 8 o 20 veces más la dosis recomendada de sal.

Por otro lado, y esto es muy común, casi siempre hay problemas de carencias nutricionales. Hoy día es frecuente que una persona obesa tenga anemia, lo que está muy relacionado no con lo que como, sino con lo que mi cuerpo asimila. Cabe pensar que casi siempre que hay carencias puede haber un problema de bajada de defensas. Como ya he dicho antes, el 70 % de nuestras defensas está en nuestro intestino (lugar donde se absorben las vitaminas y los minerales) y eso es gracias a las bacterias beneficiosas, pero en el intestino también hay otras bacterias que no son tan amigables.

¿Qué ocurre entonces?, pues que cuando no comemos bien, cuando nos estresamos, cuando tomamos medicamentos (sobre todo antibióticos), cuando comemos azúcares, nuestra población de bacterias buenas sufre una guerra y pierden a un 60 % de sus habitantes, por el contrario, las bacterias enemigas toman el poder y se hacen dueñas del territorio. Aunque hablaremos de este tema más adelante, citaré a una de las más conocidas levaduras que tras hacerse con el poder puede mutar a hongo: la cándida. Se origina entonces un problema llamado «candidiasis crónica». Se estima que el 90 % de las mujeres que alguna vez han padecido cándidas vaginales (hongos vaginales) pueden sufrir este trastorno.

Los síntomas son muy variados porque van desde el aumento de peso, dolores de cabeza, pérdida de deseo sexual, problemas en la vista, oídos, garganta, uñas y pelo, piel, dolores musculares, sobrepeso, dificultad para subir escaleras, cambios de humor, depresión, diarreas o estreñimiento, mareos, retención de líquidos, indigestión, hinchazón abdominal, ardor, deseo de comer dulces, alergias, picor anal, afonía, congestión nasal, picores en la piel y fatiga crónica.

Otro aspecto muy importante es la falta de descanso óptimo y el abuso de estimulantes, lo veremos a continuación.

POR QUÉ TANTAS PERSONAS NECESITAN ESTIMULANTES PARA EMPEZAR EL DÍA

Una vez en consulta hablaba con una chica que tenía problemas para dormir, en cambio, durante el día estaba como si la hubiesen apaleado. En un intento de regular la situación, estaba consumiendo 4 cafés al día y un par de refrescos de colas y por la noche, una infusión relajante. Algunos días también tomaba uno de esos medicamentos para ayudar a conciliar el sueño.

A veces le damos a nuestro cuerpo informaciones tan contradictorias que lo forzamos hasta superar sus propios límites, lo volvemos tan loco, que ya no sabe a qué obedecer.

A esta clienta le propuse quitar las dos cosas poco a poco y empezar a dejar que su cuerpo se reequilibrara, para lo cual deberíamos regular los ciclos del sueño.

El motivo de que tantas personas necesiten estimulantes es principalmente uno: porque crea adicción.

Recuerdo que cuando me quedé embarazada de mi primer hijo decidí dejar el café, que en ese momento formaba parte de mi desayuno y de mi postre. Lo dejé radicalmente, por la salud de mi hijo. Los primeros días lo pasé realmente mal, no sólo echaba de menos su olor y sabor, sino que encima tenía dolor de cabeza, me bajaba la tensión y llegaba a la consulta como si fuera un zombi. Me costó trabajo superar la primera semana y entonces tomé conciencia de lo que para mí era el café: una droga más, porque me había causado una adicción. No podía vivir sin mi café mañanero, no era nadie, no tenía energía, bueno eso creía, sin embargo, me di cuenta de que antes de empezar con el café yo había vivido mi infancia y parte de mi adolescencia y no lo había necesitado, luego igual podía ser que tampoco ahora lo necesitase. No me gustaba la idea de tener que depender de algo para tener más o menos capacidad, por ello después de sufrir mi desintoxicación personal del café, decidí no volver a tomar más, no de forma rutinaria, aunque algún día que me apetece puedo tomarme uno, pero sinceramente ya no lo necesito.

Te invito a hacer una reflexión acerca de aquellos alimentos o bebidas que suponen para ti una adicción, un creer que no puedes vivir sin eso, y preguntarte a ti mismo: «¿Viví un tiempo de mi vida sin esto? ¿Cómo me sentía? ¿Realmente lo necesito ahora?».

Lo que voy a contarte a continuación es el segundo paso para transformar tu metabolismo y dirigirlo a donde tú quieres que esté. Se trata de una vuelta a la conexión con el descanso de calidad, ese tipo de sueño que cuando te levantas no necesitas nada más para empezar el día porque te encuentras tan bien que sientes que puedes con todo lo que te echen.

Se sabe que durante la noche necesitamos realizar 5 ciclos del sueño y cada uno tiene una duración de 90 minutos.

Por la noche, durante los ciclos del sueño el organismo se repara, de la A a la Z.

Me gusta comparar los ciclos del sueño con los del lavado de una lavadora ¿Qué pasa si pones un programa de la lavadora y lo paras a la mitad? Pues que aún no hay terminado de aclarar, no hay centrifugado y queda muchísima agua dentro.

En el cuerpo ocurre algo similar, necesitamos hacer todos los ciclos y acabar los programas de 90 minutos para que puedan ser eficaces. Estoy hablando en todo momento de hábitos, no de situaciones puntuales, recuerda que «el hábito hace al monje». El hecho de que un día no tengas un sueño reparador no te ocasionará ningún problema, pero si sucede de forma recurrente sí que los tendrás, igual ya lo has notado.

La alteración del sueño afecta a esas dos hormonas que ya conoces, la grelina y la leptina. Parece ser que las personas que no descansan lo suficiente tienen más apetito y tardan más en saciarse, lo cual ya hemos visto que es clave para llevar a cabo el objetivo de este libro, regular tu metabolismo.

Te contaré cómo regulamos el sueño de la clienta de la que te hablaba.

PASAR DEL SUBIDÓN-BAJÓN EN 2 HORAS A TENER ENERGÍA PARA TODO EL DÍA

Primero fue quitando a lo largo de una semana tanto el café que se tomaba como las pastillas para dormir y después empezamos el entrenamiento para dormir bien.

¿Recuerdas la preparación para comer bien? Pues vamos con la de dormir:

1. Cena 1 hora antes de lo que lo hacías antes.
2. Prepárate una infusión relajante si te gustan.
3. Media hora antes de irte a dormir debes de evitar toda fuente de información (tele, ordenador, móvil, lectura).
4. En esa media hora puedes hacer varias cosas que te ayuden a relajarte. Primero busca un lugar cómodo y haz un par de respiraciones profundas. Después, por ejemplo, puedes poner los pies en agua tibia con esencias de lavanda o menta o darte un masaje en los pies con aceite antiestrés.
5. Mientras disfrutas de la sensación, puedes escuchar música relajante y pensar en esos momentos de tu vida en que te has sentido muy, muy en calma. Quizás sea aquella vez que te dieron un masaje o aquel día que estabas en la playa escuchando las olas del mar.
6. Programa tu hora de acostarte y de levantarte para respetar las 7,5 horas y respeta tu horario cada día.

Tienes mi garantía personal de que empezarás a notar pequeños resultados desde el primer día.

🖐 **Notarás:**
   ☺✓ Mejor humor.
   ☺✓ Te levantarás con más energía.
   ☺✓ Te notarás mucho más descansado.

☺✔ Sentirás cada vez más saciedad con menos cantidad de comida.

☺✔ Te notarás más ligero.

☺✔ Recuperarás tu capacidad de concentración.

☺✔ Mejorará tu memoria.

☺✔ Tu piel estará más tersa.

☺✔ Redescubrirás tu belleza natural.

☺✔ Te comunicarás con más eficacia.

☺✔ Aumentará tu autoestima.

☺✔ Serás la persona que deseas ser e irradiarás tu bienestar a tu alrededor.

Tenemos en nuestra mano la capacidad de cambiar el mundo, y no exagero cuando lo digo. Cuando tú estás bien, cuando te sientes bien, feliz contigo mismo, llegas a casa y sonríes, hablas con calma y eso lo transmites a tu pareja, a tus hijos. Asimismo, evitas enfrentamientos, tienes más capacidad de resolución de problemas porque tu autoestima está a mil y eso se nota. Al mismo tiempo, tu pareja al sentirse bien contigo se muestra más feliz y, cuando llega a su trabajo, contagia a los compañeros y éstos, a su vez, a sus propias familias. Por otro lado, tus hijos van al cole, si están en calma, están felices, se encuentran bien en clase, sonrientes y eso hará feliz a su maestro y al resto de compañeros y éstos, a su vez, a sus familias. Es el enredo más maravilloso en el que tenemos la oportunidad de contribuir en positivo. Siempre digo que una palabra puede cambiar el mundo y así es.

Así que menudo empoderamiento, no sólo te sientes bien tú, sino que además estás haciendo una obra social. ¿Alguien da más?

Enhorabuena porque al lograr este gran cambio ya estás siguiendo un nuevo mandamiento:

«Seré la persona saludable que quiero ser,
porque invertiré en mi armonía natural».

Test: Averigua tu nivel de energía

1. Me levanto como si no hubiera dormido:
a. Nunca.

b. A veces.

c. Siempre.

2. Tengo cambios de humor:
a. Nunca.

b. A veces.

c. Siempre.

3. Por la noche me cuesta dormirme:
a. Nunca.

b. En ocasiones.

c. Siempre.

4. Por las mañanas necesito estimulantes:
a. Nunca.

b. A veces.

c. Siempre.

5. Sigo un horario fijo para acostarme y levantarme:
a. Siempre.

b. Dos o más veces a la semana.

c. Nunca lo he hecho.

Resultados:

4 o más respuestas a: ¡Enhorabuena! Eres una persona con un sueño reparador y tienes energía de sobra para todo el día.

4 o más respuestas b: Tu nivel de energía está casi en «la reserva».

4 o más respuestas c: Sientes que no disfrutas la vida plenamente porque no puedes con tu alma.

Capítulo 3

DESCUBRE CÓMO PREPARAR TU CUERPO PARA QUEMAR MÁS

En una ocasión, tuve un caso de una mujer de mediana edad que necesitaba perder unos 20 kilos. Esta clienta tenía una ilusión: volver a vestir unos vaqueros. Estaba tan motivada para conseguirlo que decía que haría lo que fuese necesario para perder peso y recuperar su salud. Por entonces, empezaba con los desarreglos de la menopausia, tomaba medicación para la glándula tiroides y llevaba muchos años a dieta, digamos que casi toda la vida. Pero no lograba bajar de peso.

Durante 8 semanas no perdió ni un solo gramo. Yo confiaba en que ella seguía las pautas de forma excelente, pero los resultados no llegaban. Sinceramente, era yo la que me frustraba, pensaba que era mi responsabilidad recomendarle mejores herramientas y me impacientaba conforme pasaban las semanas y no conseguíamos nada. En cambio, ella continuaba con su sonrisa y me decía:

«Tú tranquila, entiende que mi cuerpo es como el agua sucia de un río y necesita calmarse, verás cómo se calma y todo fluye». Sin duda, era una mujer especial. Por aquel entonces leí una historia zen que decía:

«Un maestro zen iba paseando junto a uno de sus alumnos. Cruzaron un río y siguieron su camino hacia el monasterio. A su llegada, el maestro sintió mucha sed y dio una jarra vacía al alumno y lo envió por agua al río. Cuando éste llegó, en ese preciso momento, un pastor cruzaba el río con sus cabras y a su paso el agua se enturbió.

El alumno volvió al monasterio y su maestro le preguntó por el agua. Él le explicó lo sucedido: «Usted no podría beber de aquella agua turbia». El maestro le envió de nuevo al río y le encargó que le trajera agua. El joven volvió al río, sin embargo, cuando llegó un hombre lo cruzaba con su carro de caballos. El río se removió tanto que se veía todo lleno de palos, barro, hojas y suciedad. Muy cansado y triste volvió el alumno y contó lo sucedido, a lo que el maestro le respondió: «Vuelve al río y simplemente espera a que el agua esté clara de nuevo para poder traérmela».

El alumno esperó toda la noche y a la mañana siguiente, cuando el día mostraba sus primeros rayos de sol, el agua estaba tan limpia y clara como nunca la había visto, la suciedad había desaparecido y el río de nuevo fluía».

Y eso es exactamente lo que le pasó a mi clienta. Tras 8 semanas de llevar un estilo de vida más saludable, su cuerpo volvió a fluir y comenzó su pérdida de peso y logró bajar sus kilos, recuperó su equilibrio y vino a la consulta con vaqueros.

Muchas veces nos centramos o ponemos el foco únicamente en hacer y tomar para quemar más, para acelerar, para forzar. En la mayoría de los casos forzar al cuerpo puede suponer un esfuerzo extra que tan sólo empeore las cosas. Siempre hay que ver la causa, ser conscientes de dónde partimos y respetar el proceso en el que nuestro cuerpo entiende la información que le estamos dando, recupera la calma y empieza a reaccionar.

POR QUÉ SE PRODUCEN LOS ESTANCAMIENTOS DE PESO

A lo largo de 16 años trabajando cada día con personas que quieren recuperar su salud, empecé a ser consciente de que, al cabo de varias semanas del cambio de alimentación, casi todos repetían esta frase: «Esta semana no he logrado perder peso, me he estancado y sigo haciendo lo mismo».

Al principio no encontraba una respuesta clara, lo único que se me ocurría decirles era que comieran un poquito menos o que se movieran más, pero la sorpresa era que esas recomendaciones no cambiaban nada.

Los estancamientos de peso suceden desde dos ángulos principales: por un lado, nuestro cerebro y, por otro, nuestros filtros.

El cerebro puede enviar la orden de miedo a la pérdida por posible falta de alimento y empieza a bloquear nuestro sistema, digamos que tiene lugar el «efecto cactus». Los cactus conservan mucha agua en su interior, están preparados porque en su hábitat el agua es un bien escaso, de modo que la reservan para tener en caso de necesitarla.

Por otro lado, hemos de pensar que todo, absolutamente todo, es filtrado por el hígado y también los riñones, y aquí siempre me gusta visualizar un ejemplo casero.

Si tienes secadora recuerda la última vez que limpiaste el filtro, y pregúntate qué pasa si tras 2 o 3 secados no lo limpias. La respuesta es que salta la alarma y deja de funcionar porque ya no puede realizar su trabajo sin el filtro en condiciones. Nuestro cuerpo funciona de un modo parecido.

POR QUÉ TANTAS PERSONAS SE ESTANCAN EN UN PESO

Las personas pueden estancarse en un peso por causa de una mala alimentación, pueden consumir unos alimentos a los que son intolerantes, tomar mucha medicación, sufrir una situación de mucho estrés, no descansar adecuadamente, no tener un buen hábito intestinal. Todo este tipo de situaciones, además de la contaminación, producen una suciedad en el organismo que éste no siempre puede gestionar de forma eficaz.

De igual manera, el hecho de seguir una dieta estricta con privación de muchos alimentos y muy baja en calorías, en muchas ocasiones produce en el organismo el efecto contrario al que deseamos, ya que éste interpreta las señales como un peligro inminente y no puede tolerar que falte el alimento porque el principal objetivo de tu cuerpo es sólo uno, mantenerte con vida.

EL PEOR ENEMIGO DEL PESO SALUDABLE: LAS TOXINAS

Hay ocasiones en que la acumulación de suciedad intenta salir a través de resfriados, en forma de acné en diferentes partes del cuerpo, inflamaciones en las articulaciones…

Pero estos síntomas en muchos casos no son interpretados como se debería. A veces, de hecho, se entienden como un problema más y son tratados con medicamentos. Éstos, lejos de solucionar el problema, lo que hacen es tapar el síntoma y, como ya no se ve «por fuera», parece que todo está bien. Sin embargo, la raíz sigue como estaba, bueno no, está peor porque a esa toxicidad ahora hay que sumarle la provocada por los medicamentos y, probablemente, en breve saldrá otro síntoma por otro lado.

En mi adolescencia empecé a tener acné en la cara, pero sólo se concentraba en una zona, en el labio superior, y aunque era muy leve y eran granitos muy pequeños, yo me sentía mal, me bajaron la autoestima y no me gustaba nada tenerlos. Recuerdo que fui con mi madre al herbolario y la naturópata me preguntó si consumía leche de vaca. En ese momento yo tomaba casi un litro al día. Ella fue quien me habló de las toxinas por primera vez y me recomendó que dejara la leche y que tomara unas hierbas, algo para lo que yo no estaba preparada. Mi respuesta fue: dejar la leche, pero cómo, qué pasa con el calcio… ni caso.

Y seguí tomando leche y mi problema de acné fue pasando de consulta en consulta de dermatólogos y cada uno me mandaba una crema diferente y algún antibiótico distinto, y así pasé un par de años hasta que un problema mayor restó importancia al simple acné.

Empecé con infecciones de orina y síntomas claros de candidiasis crónica. Me pasé unos 4 años de malestar, de probar de todo, hasta que finalmente una ginecóloga de la «nueva era» me explicó qué había pasado con las toxinas en mi cuerpo y me dio información acerca de la alimentación adecuada para superarlo sin medicación.

Gracias a esta información y lo que empezaba a aprender en la carrera de Nutrición, me di cuenta de que efectivamente las toxinas habían intentado salir, pero yo las mandé callar y tuvieron que buscarse la vida por otro lado, y así me fue.

PERO QUÉ SON LAS TOXINAS

Las toxinas son agentes carcinógenos que causan daño directamente al ADN. Se acumulan en nuestros órganos vitales y deterioran la absorción y utilización de nutrientes y hormonas. Diversos estudios han demostrado que alrededor del 80 % de los problemas de salud crónicos son provocados por las toxinas.

Observa si te identificas con alguno de los síntomas de acumulación de toxinas:

1. Cansancio.
2. Congestión.
3. Pesimismo.
4. Dolores musculares.
5. Malas digestiones, flatulencias.
6. Sensación de malestar general.
7. Retención de líquidos.
8. Intestino irritable.
9. Ojeras.
10. Palidez.
11. Apatía ante las actividades del día a día.
12. Acné.
13. Estancamiento en la pérdida de peso.

Test: Averigua tu nivel de toxemia

1. Siento un cansancio desproporcionado a mi actividad:
   a. Nunca.
   b. A veces.
   c. Siempre.

2. Me levanto como si tuviera un resfriado:
   a. Nunca.

b. A veces.

c. Siempre.

3. Me siento muy pesimista:
   a. Nunca.
   b. En ocasiones.
   c. Siempre.

4. Tengo ojeras y palidez facial:
   a. Nunca.
   b. A veces.
   c. Siempre.

5. Hago lo mismo que hacía antes, pero ya no pierdo peso:
   a. Nunca.
   b. A veces.
   c. Siempre.

Resultados:

4 o más respuestas a: ¡Enhorabuena! Eres una persona libre de toxinas.

4 o más respuestas b: Tú nivel de toxinas empieza a ocasionar síntomas.

4 o más respuestas c: Acabas de darte cuenta de que tu cuerpo necesita una limpieza profunda.

QUÉ ES EL EFECTO «HUELGA DE LIMPIEZA ORGÁNICA»

Todos sabemos muy bien lo que es una huelga de limpieza, calles llenas de papeles, contenedores donde no cabe ni una sola bolsa más y éstas acumuladas en el suelo… Recuerdo hace unos años visitar el hospital de la zona, aquello era un auténtico caos, había huelga del servicio de limpieza porque los trabajadores no estaban de acuerdo con las condiciones laborales. La situación era insostenible. Ya desde la entrada fuimos saltando entre la basura, las papeleras estaban desbordadas y en el interior los pasillos olían mal. El personal médico se quejaba de la situación y explicaban que lo peor no era la basura por el suelo, el mal olor o la suciedad, sino el riesgo de infección para los pacientes porque no olvidemos que era un hospital.

En ocasiones, nuestro cuerpo también se declara en huelga, y es lógico. Imaginemos que mientras dormimos tenemos todo un equipo de limpieza que realiza sus tareas con la máxima motivación. Sin embargo, se ve obligado a destinar parte de su personal a otras tareas como digerir porque la cena ha sido muy pesada o se han ingerido alimentos difíciles de asimilar o bien que dejan mucha «suciedad» en el cuerpo. Por tanto, en vez de estar al 100 % sólo pueden trabajar al 50 % o menos. Aun así, hacen todo lo que pueden pues son muy eficientes. Pero, cuando acaban el proceso, justo cuando sólo necesitan transportar esa «basura» recogida al vertedero, entonces les cae otra cantidad de lo mismo en el mismo lugar donde ya estaba todo limpio y, para colmo, se les ha acabado el agua y las bolsas de basura. Entonces empiezan a dejar pequeñas acumulaciones de «basura» en ciertos lugares estratégicos hasta que puedan ser eliminados.

Y adivina a dónde van a parar esas bolsas de basura sin tirar, dónde se acumularán. Pues sí, donde menos te gusta, producirán una inflamación en tus cartucheras, en tu vientre, provocarán retención de líquidos y en ocasiones inflamaciones de ganglios, resfriados sin «explicación», cansancio matutino, acné…

Y esto es lo que ocurre cuando tomamos una cena copiosa y con alimentos difíciles de digerir como la carne, por ejemplo, que sabemos que puede tardar hasta 6 horas. En la mayoría de las ocasiones la persona empezará a dormir aún sin haber terminado la digestión, de modo que parte de la energía destinada a la limpieza se destinará a la digestión, por lo que la eficacia se verá reducida. Por otro lado, por la noche nuestro cuerpo utiliza nutrientes para mantenernos vivos mientras dormimos plácidamente, utiliza el azúcar y también las proteínas, que son las encargadas de la reparación, función que tiene lugar en su máximo esplendor por la noche.

Además, el organismo va utilizando agua para realizar todo de forma adecuada. Así, cuando te levantas por la mañana, tu cuerpo está deshidratado y para poder evacuar la «basura» recogida durante la noche necesita algo fundamental: agua.

En cambio, no siempre se le suministra lo que necesita, por contra se toman otro tipo de sustancias que lejos de ayudar a la eliminación, ensucian más como por ejemplo el café o el tabaco.

POR QUÉ TANTOS ÓRGANOS IMPLICADOS

Son muchos los órganos emuntorios, los que realizan una función de limpieza en el cuerpo. De fuera hacia adentro son la piel, los pulmones, los riñones, el hígado, los intestinos y el sistema linfático como vehículo transportador.

Disponemos de un equipo de profesionales altamente cualificados trabajando 24 horas al día los 365 días al año. Creo que se deberían respetar sus condiciones laborales, tratarles con el máximo respeto y si no ayudamos al menos no entorpecer. Esto me recuerda una frase que siempre ha dicho mi madre en casa: «No os pido que quitéis enredos, pero al menos no pongáis más».

Y ¿de qué forma entorpecemos su funcionamiento?

Se lo pones difícil cuando vestimos con prendas sintéticas que no dejan transpirar la piel, cuando tapamos sus poros con capas de productos químicos en zonas especializadas para limpiar como por ejemplo las axilas, cuando ponemos cremas con componentes químicos o con derivados del petróleo. Cuando fumas o vives en ambientes llenos de humo y contaminación, cuando utilizamos productos químicos para perfumar nuestro hogar, cuando echamos insecticida en el interior de nuestra casa. Siempre hay que pensar que aquello que mata la vida por pequeña que sea nada bueno debe llevar.

Y aquí entramos en un terreno donde cabe hacer un inciso. La mayor parte de los alimentos que se venden son fumigados con mucha frecuencia con productos químicos altamente nocivos para nuestra salud. Hace unos días paseaba por un lugar plantado de naranjos y los estaban fumigando. Me quedé asombrada viendo cómo las personas que realizaban el trabajo llevaban protección (mascarilla en la boca y guantes en las manos). Entonces me pregunté: «Si ese producto no es "respirable" para la persona que lo pone, ¿será "respirable" para el alimento? Y en último caso, ¿lo será para mí cuando me coma la naranja?».

Y alguien puede decirme, «Claro, Paqui, es que esa persona se pasa el día con esas sustancias y "el veneno es la dosis"». Hasta ahí estaríamos de acuerdo. También es verdad que antes de recolectar esos alimentos tienen que pasar unos días estipulados para que sean aptos para su consumo. Y hasta aquí también estaríamos de acuerdo. Sin embargo, yo soy de las personas que no voy a pagar por un alimento que haya sido tratado con un producto químico que «mata la vida» porque la razón última de la utilización de estos productos es la de evitar la vida de los «bichejos» que puedan afectar a la producción masiva. Y, sinceramente, confío más en la lechuga llena de «bichejos» que en la que está impecable. La naturaleza es muy sabia y sabe dónde ir y dónde no ir. Todos los seres vivos se alimentan de lo que tiene nutrientes y descartan lo que no les aporta nada. Yo hago lo mismo.

Si la idea de consumir frutas o verduras tratadas con químicos me parece no apta para mi salud, menos lo es la del consumo de carne o pescado que alimentados de forma artificial, con alimentos no apropiados a su naturaleza, que han sido criados privados de lo más valioso de la vida, la libertad.

Cuando era pequeña, en casa de mis abuelos hacían la matanza de cerdos que habían criado en casa, al aire libre, con las sobras de cada día, y con mimo y alegría porque cuando llegaba el día todo el pueblo lo vivía como una fiesta. Luego, el embutido lo elaboraban en casa con ingredientes naturales y como conserva se utilizaba la sal para curar los jamones y el aceite de oliva para conservar los chorizos y las morcillas. El consumo de estos alimentos llegaba hasta donde llegaba. Por otro lado, también criaban los conejos con alfalfa del huerto y pan duro remojado, y gallinas que daban los huevos, pollos para el consumo de carne y cabras alimentadas con hierba fresca para dar leche.

A pesar de que mi estilo de vida me alejó del consumo de carne, reconozco que la calidad de estos productos caseros y en cantidades moderadas o de forma esporádica permite que puedan formar parte de una cultura y estilo de alimentación que seguiría siendo aceptable hoy en día.

Sin embargo, sabemos que el consumo de embutido no casero es diario en un alto porcentaje de hogares, incluido en el desayuno, y no hablo de embutidos caseros cuyos ingredientes conocemos como los que hacía mi abuela, sino de productos que llamamos «embutidos» por incluirlos en algún grupo de alimentos, pero que de embutido tienen poco. Son «alimentos» (lo pongo entre comillas porque dudo que se puedan considerar como tal) que han sido elaborados con restos de carnes que ya no servían para otra cosa, todo triturado y adornado con especias, saborizantes, endulzantes, potenciadores del sabor, conservantes y colorantes. Todos éstos son productos químicos que el cuerpo no reconoce como alimento amigo, sino como sustancias que debe eliminar rápidamente, porque sabe que son tóxicos para él, y que para más inri generan adicción y el deseo de consumirlos con más frecuencia.

¿Es necesario añadir este tipo de productos químicos al alimento? No es desde el punto de vista del cuerpo humano, que necesita alimentos naturales, frescos y nutritivos, dados por la madre naturaleza a la cual también pertenecemos. Pero, desde el punto de vista de la industria alimentaria, sí que es necesario porque de no añadirlos el alimento olería tan mal, sabría tan mal, se vería tan feo que nadie lo compraría y nadie lo consumiría.

Y ¿por qué se consumen? Porque hemos perdido las emociones diarias, la gratificación o el premio de conseguir cosas y la autonomía, y hemos sido adiestrados, no para conseguir el placer por nosotros mismos sino para recibirlo en bandeja y, de paso, el que te lo sirve se enriquece a costa de tu salud. Aquí entra en juego una hormona llamada «dopamina», que en nuestro cerebro está asociada con la recompensa. Por ejemplo, ¿recuerdas alguna vez que hayas estudiado tanto que te sabías la lección de «p a pa», hacías el examen, sacabas un 10 y te daba un subidón de alegría de la leche? Bien, ese subidón no era provocado por el café, el azúcar, el tabaco, ni por ningún psicotrópico, sino por tu propio cuerpo y la encargada de hacerte sentir tan bien era la dopamina.

Vamos a imaginar ahora otra situación. Una persona está de los nervios porque no se puede relajar. Se pasa todo el día trabajando y no para, no hace ningún descanso. Un día se siente agobiada y sale un momento a la calle. Ve a algunos de sus compañeros charlando tranquilamente, riéndose y fumando. Entonces, alguien le ofrece un cigarro y se lo fuma por primera vez, y siente una descarga de dopamina. El sabor del cigarro no le gusta, pero sí la sensación de levantarse de la silla, salir a la calle, reírse un rato, respirar aunque sea fumando, «hacer un *break*». Y ahí tenemos una asociación positiva en su subconsciente que relaciona el tabaco con una emoción positiva relax, y un nuevo miembro se une al club de fumadores a partir de ese día. Al cabo de unos años dirá, no sé por qué fumo, no sé ni por qué empecé, pero ahora no puedo dejarlo.

Hemos ganado mucho pero también hemos perdido mucho en el camino de la modernización. Antes de que existieran las lavadoras, los lavavajillas, los coches, los televisores, había un mundo en el que nadie te servía en bandeja la dopamina.

En mi infancia tuve la oportunidad de pasar los veranos en un lugar donde no había muchas de las cosas del mundo moderno, era una pequeña aldea de Granada donde nació mi madre, llamada San Clemente.

Allí vivía gente sencilla, que tenían que lavar la ropa en el río con jabón casero hecho en casa con el aceite que reciclaban, cogían el agua de la fuente del pueblo, iban a la sierra a buscar la leña para encender la chimenea, plantaban y cuidaban su huerto para el consumo de la casa y para el de sus animales, hacían conserva de tomates para el invierno, todo con sus manos. Y en ese hacer todo por uno mismo se hacía ejercicio diario sin necesidad de ir al gimnasio, se trabajaba la autonomía pues cada uno se hacía lo suyo, se comunicaban con los vecinos y familiares sin necesidad de enviar un whatsapp, sabían lo que pasaba en la vida de quienes les importaban sin tener que ver las noticias, y se reían cada día porque les quedaba tiempo para salir a la puerta a tomar el fresco por la noche. Y no digo con esto que no sea útil todo de lo que disponemos, lo que digo es que cuando haces algo con tus propias manos, el valor que tiene para ti, lo que te hace sentir, eso es dopamina pura y natural que no se puede comprar.

Hace unos días, mis hijos se quedaron en casa de mis padres. Para una de las comidas iban a hacer paella de verduras, lo que a ellos no les gusta demasiado. Por esta razón, cuando llegan a casa y toca este plato, empiezan a poner caras raras y nos cuesta que se sienten a comer. Ese día, en cambio, como mi madre estuvo con ellos toda la mañana, les puso el delantal y el gorro de cocina y ellos fueron los cocineros. Para mi sorpresa, cuando llegué me recibieron con una gran sonrisa esperando pegados a mí a que les dijera si me gustaba lo que habían preparado, y por supuesto se comieron un platazo cada uno sin apenas respirar, según mi madre. Está claro, tenían la dopamina a tope, su gratificación fue la satisfacción de poder hacer algo propio «de mayores» y luego comerse lo que ellos mismos habían preparado.

Nuestro cuerpo necesita sentirse bien y busca la recompensa siempre, si no la puede obtener de modo natural, buscará obtenerla de forma artificial y ya sabemos dónde y en qué tipo de alimentos se encuentra.

Además, debemos saber que nuestro aparato digestivo es nuestro segundo cerebro y en él hay conexiones neuronales similares a las del cerebro. Por otro lado y siguiendo con las toxinas, pensemos que uno de los lugares donde puede haber más acumulación de las mismas es en nuestro intestino y en él viven las ya conocidas bacterias, nuestra microflora. Al parecer, según sea nuestra flora, así será nuestro apetito, porque tenemos más bacterias que células en el cuerpo. Por tanto, merece la pena cuidar a nuestras bacterias porque nuestra salud depende de ellas. ¿A quién se le ocurriría tener un invitado muy importante y del que depende nuestra estabilidad emocional y física en una habitación sucia? Pues, aunque nos parezca ilógico, así es. Y si piensas que exagero, dime, ¿qué crees que ocurre cuando padeces estreñimiento, por ejemplo?

LIMPIEZA ORGÁNICA INTEGRAL, PARA QUÉ

Si cada día te duchas con agua y jabón por fuera, para estar limpio, sentirte bien, dar buena imagen, ¿por qué no ducharte de vez en cuando por dentro?

Ya hemos visto que nuestro cuerpo dispone de diferentes órganos emuntorios para excretar y eliminar las toxinas y, cuando todos trabajan bien y la cantidad de desechos no excede la capacidad funcional de éstos, el cuerpo permanecerá limpio y todo irá bien porque la higiene celular se puede mantener, pero, si se supera la cantidad de tóxicos empezará a dar señales.

Desde la época egipcia se utilizan las limpiezas del cuerpo para poder mantener la salud. Si nos fijamos en los animales veremos que también usan ciertas plantas y raíces para purgarse por dentro. Y a mí me resulta curioso comprobar que en casi todas las religiones existen ciertos días del año en los que se invita a los fieles a privarse de ciertos alimentos para alcanzar más estado de conciencia o conexión con su Dios.

PERO ¿DE DÓNDE PROCEDEN HOY DÍA LAS TOXINAS?

Por un lado, del exterior, son las llamadas «toxinas exógenas» y entran en el cuerpo en forma de tóxicos químicos a través de la inhalación de los productos de limpieza, los pesticidas, los herbicidas, los aditivos alimentarios y los fármacos.

Hay otro tipo de toxinas llamadas «dioxinas» que se forman en la combustión y se acumulan en el tejido graso. Éstas contaminan alimentos como la leche y derivados, carnes y derivados, grasas y pescado principalmente, que después consume el ser humano. Existen también toxinas químicas capaces de alterar tu sistema hormonal como los famosos parabenos, el bisfenol A (BPA), los ftalatos y el triclosán, que pueden llegan a tu casa en forma de botellas de plástico, envases de comida y biberones.

Luego, están las toxinas generadas al cocinar alimentos a altas temperaturas o al exponer un alimento directamente al fuego.

Y, por último, los metales pesados que se acumulan en los riñones, el cerebro y el sistema inmunológico alterando su funcionamiento. Dichos metales se encuentran en tu domicilio en los cosméticos no naturales, los utensilios de cocina, las latas de hojalata, los cigarrillos y en algunos pescados. Todos ellos son conocidos, se llaman plomo, mercurio, cadmio, arsénico, níquel y aluminio.

También debemos señalar las toxinas procedentes del interior del cuerpo, que aparecen como resultado del metabolismo de ciertos alimentos que éste no puede eliminar correctamente por exceso o saturación. Pueden ser toxinas microbianas procedentes del intestino cuando se altera la flora bacteriana y dar como resultado enfermedades del hígado, colitis ulcerosa, problemas de tiroides, alergias, asma, y enfermedades autoinmunes como la artritis. También pueden provenir del metabolismo de la carne, los pescados, los mariscos (el conocido ácido úrico). Y, por otra parte, puede haber toxinas causadas por exceso de hormonas (estrógenos) que pueden manifestarse con ansiedad, insomnio y cambios de peso.

PERO ¿PARA QUÉ PUEDE SERVIR UNA LIMPIEZA ORGÁNICA INTEGRAL?

Cuando hablo de integral me refiero a limpiar toxinas de todo tipo, no sólo las producidas por la alimentación o los tóxicos que consumimos por la boca, sino también aquellos tóxicos que entran por la vista, el olfato y el oído. Recordemos que todo lo que ocurre a nuestro alrededor nos provoca pensamientos y sensaciones, y ambos conducen a acciones y éstas dan lugar a resultados, y los resultados son nuestra vida.

Por ello, como decía en el primer capítulo, las emociones son tan importantes y afectan al complejo sistema de limpieza del organismo de una manera muy intensa, tanto que se puede determinar el carácter de una persona conociendo su botiquín.

Test: Detecta cuál es tu sistema de limpieza más débil o que gestiona peor tus toxinas

1. Vivo con preocupación y miedo:
   Tu punto débil son los riñones y la vejiga.

2. Me siento irritable y enfadado.
   Tu punto débil es el hígado.

3. Siento tristeza, depresión, desmotivación.
   Tu punto débil son los pulmones y la piel.

4. Siento vergüenza. Me cuesta deshacerme de lo que ya no uso.
   Tu punto débil es el intestino.

5. Me siento indefenso, no me fío de nada ni nadie.
   Tu punto débil es el sistema linfático.

QUÉ HAY DETRÁS DE LOS AYUNOS Y PROGRAMAS DE DEPURACIÓN

Quiero contarte algo. Cada día, como ya hemos visto, van quedando en nuestro cuerpo toxinas que no siempre pueden ser eliminadas de la forma adecuada, especialmente cuando se toman medicamentos o se sigue un proceso de pérdida de peso en el que, al producirse una combustión de la grasa, también se genera una serie de residuos o cenizas que se van acumulando en nuestros órganos y cuya eliminación es vital. Si el cuerpo no es capaz de eliminar las toxinas, éstas se acumulan en el tejido graso y en los huesos principalmente.

Siempre que hablo de esto, recuerdo la chimenea de casa de mis padres. En invierno me encanta ver la leña arder y sentarme a observar las llamas. Cada mañana, venía lo peor de la chimenea según mi madre: recoger la ceniza y limpiar la chimenea, una tarea necesaria para volver a encender el fuego.

También en el cuerpo se acumulan esas cenizas y hay que sacarlas porque a medida que las toxinas se depositan en el intestino, el hígado y los riñones impiden que otros importantes nutrientes, carbohidratos y proteínas entren en el cuerpo.

Las toxinas dificultan la absorción normal de nutrientes vitales, nutrientes que son necesarios para que se lleven a cabo las funciones hormonales (insulina, tiroides y cortisol), y la descomposición de la grasa, proteína y carbohidratos.

Asimismo, dificultan las digestiones. Recordemos que cada día luchamos contra virus, toxinas, bacterias y parásitos. Nuestro sistema de defensa hace un trabajo excelente deshaciéndose de la mayoría, pero algunos parásitos que no pueden eliminarse pueden quedarse en las paredes del aparato digestivo y dificultar la digestión.

Y ¿qué beneficios aportan los ayunos y programas détox?

POR QUÉ TANTAS PERSONAS AYUNAN O SE DEPURAN

El ayuno es quizá la práctica más antigua conocida con un efecto terapéutico. Ya Hipócrates, considerado el padre de la medicina, lo recomendaba para mejorar y mantener la salud.

En mi infancia me llamaba especialmente la atención cuando iba a casa de mis abuelos maternos por Semana Santa y veía cómo ayunaban en Cuaresma, una costumbre que hoy día se ha perdido y que yo con el tiempo he ido viendo de una forma muy distinta a como lo veía antes.

En aquel momento me parecía un poco «de locos», por un lado, dejar de comer tantas horas y, por otro, tener que hacerlo por costumbre o por obligación. Sin embargo, es curioso como esta costumbre se da en casi todas las religiones, y aparte de su aspecto religioso, a mí me gusta creer que de alguna forma se pensó para que al menos una vez al año las personas tuvieran la oportunidad de desintoxicar su organismo. Por ejemplo, en el cristianismo se ayuna hasta el mediodía y se deja de comer carne. El cuerpo en este período de 40 días experimenta un descanso de toxinas procedentes de la carne que ayuda a hacer una limpieza más profunda. Por otro lado, con el ayuno se permite descansar al aparato digestivo y así el organismo puede destinar más energía a la limpieza.

Actualmente y aunque hay muchas personas que lo siguen haciendo por religión, en la mayoría de los casos se llega al ayuno y a la depuración para cuidar el cuerpo o a través del dolor. Con el dolor, me refiero a los casos de enfermedad en que la persona afectada toma conciencia de su ritmo de vida, su forma de alimentarse, su nivel de estrés, sus síntomas físicos, y cansada de tomar pastillas, busca una alternativa natural y en ocasiones se le recomiendan opciones para depurarse. Es entonces cuando encuentra tantos beneficios, para ella es un antes y un después, un camino sin retorno.

Una frase que oigo a menudo es: «Yo lo que necesito es desconectar». ¿Te suena?

¿DESCONECTAR DE QUÉ?

Pues de la prisa, el estrés, las malas noticias, las preocupaciones, los propios pensamientos, la ansiedad, las críticas, los problemas, todo lo que creemos necesitar y no necesitamos. Desconectar de los sueños rotos, la frustración, las mentiras, el miedo, la avaricia, todo lo tóxico.

Las personas ayunan por la misma razón que otros hacen un retiro o el Camino de Santiago, en un intento de desconectar de todo para poder conectar consigo mismas, encontrar su camino, la paz y la tranquilidad.

Y se puede llegar a ello por muchos caminos. Está claro que cada uno tiene el suyo propio y lo que a uno le funciona a otro no. Pero es así, cuando decides hacer un paréntesis, y te permites parar en todos los sentidos, respirar profundamente y dejar de hacer, entonces experimentas una sensación que crea adicción, en este caso sana y natural, que ya no se puede dejar.

Por eso vemos muchas veces que prácticas como el yoga, la meditación, el senderismo, los ayunos, los programas detoxificantes van de la mano, y además el lugar donde se llevan a cabo invitan a la conexión con la naturaleza, respirar, observar y dejarse llevar. Ahí donde no hay situaciones que te causen miedo, donde no hay contaminantes de ningún tipo es donde de verdad se puede desconectar de uno mismo, algo tan necesario a veces.

AYUNO, DETOX, DEPURACIÓN, ¿QUÉ HAGO?

Todo depende de para qué y para quién. Hay muchas formas de hacer depuraciones, ayunos y desintoxicaciones.

Existen desde las formas más ortodoxas y, sin duda, más renovadoras de la persona, hasta los retiros urbanos cotidianos aptos para todos, los 365 días del año.

De los primeros, ya todos sabemos dónde y cómo, así que hablaremos de los segundos, que quizá puedas empezar a practicarlos ya.

Pero antes citaremos las diferencias entre ayuno y depuración. Los ayunos deben realizarse bajo supervisión adecuada y no son aptos para todo tipo de personas, pues depende del estado de salud y del nivel de toxemia del cuerpo.

Las depuraciones son aptas para todo el mundo y se pueden hacer de forma parcial o total en el menú de cada día. Por ejemplo, se puede empezar con varias cenas depurativas a la semana adaptadas a la persona en cuestión o bien desayunos detoxificantes con recetas específicas. También se puede empezar simplemente dejando de consumir azúcares, lácteos y carne durante una semana y comiendo más fruta y verduras crudas.

A continuación, te citaré los mandamientos que dirigen mi retiro urbano cotidiano:

- Madrugar.
- Observar el amanecer.
- Agradecer cada mañana todo lo bueno que hay en mi vida.
- Sólo encender el televisor si lo que voy a ver me hará reír.
- Vestir a mi cuerpo por dentro con mayor valor que por fuera.
- Hacer sólo aquello con lo que disfrute.
- No hacer nada que únicamente me aporte dinero.
- Tomarme un tiempo para respirar profundamente.
- Recibir un masaje una vez al mes.
- Utilizar la técnica del paisaje positivo (fijarme sólo en lo positivo de las personas, las cosas, los lugares y las situaciones).
- Escuchar el silencio durante al menos 5 minutos al día.
- Amar todo lo que haga.
- Tomar agua de retiro urbano cotidiano para «ducharte» por dentro igual que por fuera.

Test: Averigua qué tipo de agua de retiro urbano cotidiano cubre tus necesidades

1. Padezco estreñimiento: Pon en una botella de agua de 1,5 litros una pera ecológica con piel troceada y una cucharada de semillas de lino (habiéndolo dejado en remojo la noche anterior) y bebe durante todo el día.
2. Mis digestiones son muy pesadas: Pon en una botella de agua de 1,5 litros unos trozos de papaya y un palo de regaliz.
3. Tengo mucha ansiedad a causa la comida: Pon en una botella de agua de 1,5 litros media manzana troceada, un palo de canela y una cucharada de semillas de chía (habiéndolo dejado en remojo de la noche anterior).
4. Tengo problemas de insomnio: Pon en una botella de agua de 1,5 litros unas rodajas de pepino sin piel y unas hojas de menta.
5. Me siento muy cansado: Pon en tu botella de agua de 1,5 litros medio zumo de limón y unas hojas de perejil.

Y, por último, escríbete una frase motivadora en tu botella para que tengas esa recompensa cada vez que la leas.

Capítulo 4

DESCUBRE CÓMO ACTIVAR TU METABOLISMO

A menudo se oye decir esta frase: «¿Qué puedo hacer para activar mi metabolismo?».

Y la respuesta que espera la persona que pregunta suele ser: «Cómprate esto, que va genial» o «Consume más de estos alimentos y verás cómo se acelera».

Sin embargo, y siguiendo los mandamientos hipocráticos, debemos ser respetuosos con el cuerpo y obedecer al *primum non nocere*, lo primero es no hacer daño.

Cuando me saqué el carné de conducir, mis padres me compraron un Ford fiesta muy antiguo. Yo estaba encantada porque así podía moverme libremente, sin embargo, aquel coche tenía sus propios tiempos. Por ejemplo, por las mañanas tardaba unos 20 minutos en arrancarlo, especialmente en invierno, además llevaba una especie de tubo al lado izquierdo que tenía que ir moviendo al tiempo que pisaba al acelerador. Los primeros días… no quiero poner una frase a esto, llegué tarde a la universidad, no arrancaba de ninguna manera, había vecinos que se paraban a indicarme cómo debía acelerar el arrancado, pero todo se resumía en que yo aún no lo conocía. En la autovía daba igual lo que yo intentara correr que él tenía su límite y de ahí no lo sacaba. Fui observándolo y empecé a tomarle cariño, y entonces una mañana arrancó a la primera, así sin más. Establecí mi protocolo de actuación en cada situación con mi Ford fiesta, las cosas que le iban bien a él y no al resto de coches. Así, logré que la experiencia cambiara y yo le conocí a él y él a mí.

Nuestro cuerpo es igual, no todo vale para todos.

Por eso es tan importante analizarte para poder diseñar la nutrición a tu medida.

Hace unos meses vi en la consulta a una señora que no podía adelgazar. Según su alimentación, los síntomas que tenía y los análisis realizados, su colágeno estaba muy bajo. El colágeno está implicado en todos los procesos de nuestro cuerpo y, si no disponemos de suficiente, no podrá quemar suficiente grasa. Sin embargo, tomar un suplemento de colágeno no es la solución, hay que explorar más y llegar a la raíz del asunto. La señora estaba muy estresada y como consecuencia fumaba cada día, aunque quería dejarlo, no podía.

Cuando estás estresado, cuando fumas… tu cuerpo utiliza más cantidad de vitamina C, luego aumentan tus necesidades. Y permíteme aclararte que la vitamina C es una de las herramientas para que tu cuerpo forme su propio colágeno y ese colágeno, a su vez, ayudará a que tu metabolismo pueda equilibrarse y perder más grasa.

Cada persona debe analizar su cuerpo, estudiar su metabolismo, ver qué ocurre, como yo hice con mi coche, y poner soluciones desde la comprensión y el respeto, sin forzar «la máquina» porque recordemos, *primum non nocere* y así te sorprenderás y todo irá sobre ruedas.

POR QUÉ NO PIERDO GRASA

El primer día siempre les explico a mis clientes que adelgazar es igual a perder grasa, por ello para valorar si te sobra o no peso, has de conocer tu porcentaje de grasa. Éste varía dependiendo de la edad y del sexo, pero en términos promedios debe de ser inferior al 30 % en la mujer y al 25 % en el hombre. Además, es más nociva la grasa que se acumula en la zona abdominal ya que debajo de esa capa de grasa se encuentran nuestros órganos vitales. Una forma de saber si sobra volumen en esta zona es midiendo la cintura. Ésta debería medir menos de 102 cm en el hombre y menos de 88 cm en la mujer.

Hace más o menos un año, vino a mi consulta un hombre que me traía una analítica. Su médico de cabecera le había recomendado bajar peso, porque a pesar de estar tomando medicación para reducir el colesterol no bajaba, más bien iba en aumento y él no lo entendía.

Tras revisar su alimentación, observé que tomaba queso como postre. Sé que la costumbre de servir la bandeja del embutido con queso después de comer es bastante típica. Él era una de las personas que seguía esa rutina a diario. Pero «sólo me como una chispa», me decía. Sí, pero «la chispa» es a diario.

El queso es un producto muy rico en grasa y en colesterol, más cuanto más curado. El tratamiento consistió en retirar el queso y reducir el consumo de productos lácteos a la mitad, además de aumentar la ingesta de vitamina C en un principio. En un par de meses, sus niveles de colesterol se habían normalizado y había bajado de peso.

A veces la respuesta a por qué no pierdo grasa es muy simple: porque sigues tomando grasa. Debemos saber que en muchas ocasiones la grasa no es visible, no todo se traduce en tomar panceta o beicon, pues prácticamente todos los alimentos contienen grasa, unos aportan grasa beneficiosa y otros un tipo de grasa más nociva para la salud, y de cada organismo depende cómo se gestione la ingesta de grasa.

El colesterol y la grasa son necesarios y vitales para la vida, pues muchas funciones del cuerpo dependen del colesterol, como la asimilación de la vitamina D a través de la piel cuando tomamos el sol, y esta vitamina es la llave a su vez para poder absorber el calcio, por ejemplo.

Pero hay una gran variedad de alimentos que no siguen la regla hipocrática «haré de mi alimento mi única medicina». Éste es el caso de las bebidas estimulantes, el chocolate, la grasa saturada, los fritos, la bollería industrial, el alcohol y los azúcares.

Además, estos alimentos pueden ensuciar al hígado y esto también puede ser causa de quemar poca grasa.

Asimismo, no olvidemos que, a nuestro más importante filtro, el hígado (el órgano que crea la sangre que ahora mismo corre por tus venas), le afectan también los medicamentos como el simple ibuprofeno que, en según qué casas, se toma como si de agua se tratara, además de las emociones, porque cada vez que reprimes tu ira o tu frustración estás poniéndolos en una papelera muy importante para tu vida, tu hígado, es como si te hubieras comido un plato lleno de grasas no saludables. Los síntomas que puede generar un bajo funcionamiento del hígado son dolores de cabeza, oscurecimiento de la orina, pérdida del apetito, náuseas y vómitos, diarrea, ansiedad y depresión, fatiga, pérdida del deseo sexual…

En otra ocasión realicé un test de intolerancia alimentaria a un señor cuyo médico de cabecera había tachado de «alcohólico» al ver en su analítica su nivel de transaminasas GPT y GOT, valores que indican el funcionamiento del hígado. Sus valores eran muy altos y eso es algo que suele ocurrir cuando se toma algún tipo de medicación que pueda afectar al funcionamiento del hígado y cuando se ingiere alcohol, pero también se da en otros casos. Él se sentía muy deprimido, me decía que no había bebido en su vida, que no le gustaba el alcohol. Tenía un restaurante y había visto desde siempre sus efectos en el comportamiento de las personas y eso le había hecho no probar ni una gota. No entendía qué pasaba. En los resultados, le aparecía efectivamente intolerancia al alcohol, y de nuevo puso cara de asombro. Sin embargo, empezó a entender en breve, cuando le comenté que los productos elaborados con levadura y después cocinados dejaban en su organismo un residuo llamado «alcohol etílico», al cual él era intolerante y eso era lo que afectaba a su hígado. Enseguida me preguntó: «¿No te referirás a la bollería?». «Pues, sí, a la bollería, al pan blanco, al pan de molde, a las pizzas», le respondí. Aquéllos eran alimentos que consumía cada día y que, además de contener grasa saturada y azúcar en altas cantidades, cosa que perjudicaba su salud, le estaban ocasionando un problema mayor.

Sólo le recomendé seguir la regla hipocrática citada anteriormente: «Haré de mi alimento mi única medicina», y redactamos un listado de alimentos alternativos que también le gustaran, pero saludables y beneficiosos para depurar su hígado. Tras su siguiente analítica, su médico de cabecera le felicitó por el buen trabajo que estaba haciendo, y no ha vuelto a tomar bollería industrial.

Aunque, por supuesto, también hay personas que siguen una alimentación muy saludable y les cuesta perder grasa. Veamos estos casos a continuación.

Hay personas que dicen tener un metabolismo más lento, como las que tienen un bajo funcionamiento de la glándula tiroides. Esta alteración se conoce como «hipotiroidismo», el cual se produce cuando se sintetizan menos hormonas de las necesarias. En la mayoría de los casos se debe a la ingesta insuficiente de yodo o bien a la baja asimilación del mismo. La glándula tiroides trata de equilibrar su falta de yodo aumentando su tamaño y es lo que se conoce como «bocio».

Dicha glándula se encarga de fabricar hormonas y depositarlas en la sangre para regular el proceso de tu metabolismo. Cuando no tiene suficiente yodo, sus funciones son deficientes afectando así a todo el conjunto de tu metabolismo, lo que originará el llamado «metabolismo lento». Los síntomas pueden ser cansancio y fatiga, caída del cabello, exceso de peso, inflamación de los párpados, piel seca y pálida, uñas débiles, pérdida de memoria, estreñimiento, depresión, ronquidos, voz grave, infertilidad, intolerancia al frío. Emocionalmente está relacionado con la falta de expresión, las típicas personas que no expresan su opinión y la van guardando dentro de sí mismas, no pueden comunicarse con eficacia. En ocasiones, la baja asimilación de yodo está íntimamente relacionada con una bajada de defensas y una pérdida de flora intestinal.

Y aquí tenemos otra clave para activar tu metabolismo, cuidar tu flora intestinal.

Hace unos años fue noticia, como novedad, el trasplante de heces para la pérdida de peso. Un día lo comentaba con una chica a quien le gustaba estar al día de todo. A ambas nos parecía un tanto disparatado y poco higiénico. Sin embargo, esta noticia despertó en mí el interés por querer saber más acerca de esto.

Y resultó que esta noticia no era tan nueva como parecía. En realidad, una vez más se estaba hablando de las bacterias intestinales. Sabemos que el 95 % de la flora bacteriana se encuentra en el colon y que tenemos unas 2.000 especies de bacterias diferentes, casi todas ellas beneficiosas y tan sólo unas 100 pueden ser dañinas. Una cuarta parte de nuestras heces está formada por estos microorganismos.

CUANDO LAS «MALAS HIERBAS» DECLARAN LA GUERRA A «LAS FLORES»

Tenemos básicamente dos tipos de flora: la fermentativa y la putrefactiva. Dependiendo de cómo sea nuestra alimentación, así será nuestra flora intestinal. Y ésta es única al igual que cada persona. Forma parte de tu marca personal.

Los microorganismos fermentativos son vegetarianos y a partir de los alimentos vegetales forman vitaminas, proteínas, enzimas, etc. Estas bacterias protegen al intestino y producen ácido láctico (por ello se habla de bacterias lactoacidófilas), el cual inhibe la reproducción de microbios putrefactivos.

La flora putrefactiva se alimenta de restos en putrefacción procedentes de animales muertos que contienen microorganismos putrefactivos (clostridios, Proteus, estafilococos, *Escherichia coli…*), mecanismos biológicos naturales de la descomposición cadavérica que son abundantes en los intestinos de animales carnívoros.

Los carnívoros tienen un intestino muy corto y un sistema muy eficaz para protegerse de las sustancias de los residuos que se generan del metabolismo de estos alimentos en putrefacción. Pero el ser humano, al tener un intestino mucho más largo y un sistema de eliminación menos eficiente para estos alimentos en descomposición, no puede manejar correctamente residuos como la histamina (la conocerás si tienes alergias), el amoníaco y el ácido úrico (causantes de la artritis y el reuma), la tiramina (irrita el sistema nervioso, baja la inmunología, produce taquicardia y angustia), compuestos como los fosfatos, los uratos y los oxalatos (amigos de la descalcificación u osteoporosis), o la cadaverina (que intoxica y desnutre tu cuerpo). Además, el metabolismo putrefactivo impide la producción y asimilación de vitaminas, minerales y nutrientes importantes, además, acentúa el estreñimiento.

Cuando se padece estreñimiento en ocasiones se toman laxantes. Éstos al igual que los anticonceptivos, el café, el té y el alcohol impiden la correcta asimilación de vitaminas del grupo B implicadas en el metabolismo celular. Citaré una de ellas, la vitamina B12 cuyo déficit está relacionado con la anemia y es vital para un sistema nervioso estable, puede originar síntomas como depresión, resfriados recurrentes, cansancio, diarreas, pérdida de memoria y falta de energía, entre otros.

Pero hablemos más del metabolismo. Según publicó la revista *Science,* en un estudio hecho en ratones, se comprobó que al introducirles bacterias de individuos obesos, el metabolismo de los roedores se hacía más lento, mientras que, si recibían las bacterias de individuos delgados, el metabolismo se aceleraba.

Parece que tener niveles altos de bacterias putrefactivas (como la enterobacteria) puede causar una resistencia a la insulina, lo que se traducirá en que la persona no se saciará después de comer un plato de hidratos de carbono, si no que necesitará más cantidad de la que realmente necesita.

A su vez, este tipo de flora impide la asimilación de nutrientes muy importantes como el calcio, el zinc, el cromo y el magnesio, que intervienen en múltiples procesos implicados en la combustión de las grasas, la eliminación de líquidos y la absorción de azúcares.

Por otro lado, una alta población de flora putrefactiva impide la absorción de nutrientes como el yodo, imprescindible para el buen funcionamiento de la glándula tiroides que, a su vez, regula el metabolismo.

Puedes valorar tu temperatura basal, antes de levantarte de la cama durante 3 días seguidos. Si se encuentra por debajo de 36,5 °C puede ser que tu tiroides esté funcionando despacio.

Pero, sin duda, el enemigo número uno de tu metabolismo es el estrés. A mayor estrés, mayor aumento de peso y mayor acumulación de grasa en tu cintura. Esto tiene mucha relación con el modo ahorro de tu cuerpo. Hablaremos de ello más adelante.

Por este motivo es vital tener un sistema nervioso bien alimentado con la nutrición que necesita, y ya hemos visto a qué tipo de flora nos interesa «regar» más y con qué tipo de alimentos.

POR QUÉ TANTAS PERSONAS VAN AL GIMNASIO Y NO PRACTICAN EJERCICIO NATURAL

Me parece estupendo cuando las personas se sienten felices y cambian su estilo de vida al empezar a hacer ejercicio en el gimnasio. En él compartes vivencias con otras personas, a menudo hay música que anima muchísimo, es una manera de «obligarse». También hay profesionales que te ayudan a marcar el ritmo y es un lugar donde todos comparten el mismo principio, moverse y cuidarse. Sin embargo, ir a un gimnasio implica seguir un horario y no siempre es posible compaginar la vida laboral, la familiar y los horarios.

Hoy en día hacer ejercicio requiere dedicar un tiempo a ello o no, según nos planteemos la vida.

Cuando era pequeña, recuerdo haber ido al colegio siempre andando, estaba a un par de manzanas de casa, así que nunca se planteó la opción de ir de otro modo. Por otro lado, mi madre hacía los recados en bici para ir más rápido. Cuando viajo a países como Holanda o Suiza admiro enormemente las facilidades que tienen para moverse en bicicleta, un medio que es gimnasio, ahorro y ecológico al mismo tiempo.

También es cierto que los trabajos que realizamos actualmente son mucho más sedentarios y estresantes que antes. Por ello, se requiere hacer ejercicio físico porque, además, un cuerpo cuyas cantidades de masa muscular sean mínimas quemará menos grasa.

Pero ¿estamos diseñados para permanecer sentados todo el día, para estar encerrados sin ver el sol un día tras otro? Quizá la modernización que nos ha conducido a alejarnos tanto de nuestra propia naturaleza sea la clave para entender que debemos pagar un alto precio, somos el único animal que trabaja para vivir y que vive alejado de lo que se considera la vida.

Observemos nuestro cuerpo, tenemos pies para desplazarnos, manos para trabajar con ellas, piel para sentir, ojos para observar, oídos para escuchar, nariz para oler, boca para saborear y dientes para masticar. Y yo me pregunto: ¿cuánto tiempo al cabo del día utilizamos los dones que traemos todos de serie, cuánto tiempo hace que no paseas descalzo por el campo, que no creas algo con tus propias manos, que no observas las nubes, que no te sientas simplemente a escuchar el sonido de los pájaros? ¿Y cuánto hace que no saboreas tanto un guiso del cual sabes todos los ingredientes que contiene?

Llevar una vida más ecológica es acercarte a tu propia naturaleza. Yo soy partidaria del ejercicio útil, el ejercicio como medio y no sólo como fin en sí mismo. Probablemente una persona que lleve a sus hijos al cole andando, vaya al trabajo andando, haga las tareas del hogar, trabaje fuera de casa, salga en bici a pasear con sus hijos, vuelva a casa con las bolsas de la compra andando, use las escaleras en vez del ascensor, lleve a su bebé en brazos, quizá y sólo quizá no necesite ir al gimnasio porque ya ha hecho sus sesiones de ejercicio aeróbico y anaeróbico, además de pesas. Al mismo tiempo, ayuda a proteger el medio ambiente, y recordemos que la forma más bonita de cuidarte es cuidar de todos al mismo tiempo.

CÓMO EMPEZAR A QUEMAR GRASA SIN ESFUERZO

El primer paso, como hemos visto, es revisar tu despensa y verificar todas aquellas cosas que contienen un exceso de grasa no saludable.

Y en segundo lugar hay que entender que, para ayudar a bajar grasa, tu cuerpo debe tener un pH adecuado. Partimos de la base que da igual el problema que tengas, se trata de un desequilibrio de tu organismo y para recuperarlo se ha de restablecer tu PH.

Y aquí podemos referirnos a un nuevo mandamiento de la vida sana en honor a L. Pasteur:

«Evitaré toda causa de enfermedad,
sabiendo que el microbio no es nada, el terreno es todo».

Vamos a imaginar por un momento que estamos en el desierto y plantamos un sauce llorón y un helecho. ¿Crees que vivirá alguno? Estoy segura de que no.

Y si vamos a la Antártida y plantamos un cactus y un geranio, ¿crees que sobrevivirá alguno? Estoy segura de que no.

¿Por qué? La respuesta es obvia, es tan obvia que da un poco de vergüenza contarlo, pero bueno, ya lo sabemos. Dicha respuesta no se refiere al terreno ni a las condiciones climáticas apropiadas para su desarrollo.

El cuerpo humano es como una balanza que siempre quiere estar en equilibrio y se esfuerza para conseguirlo cada día. Mientras la balanza está estable, el terreno es propicio para la vida y no tanto para los virus y las bacterias que hacen que enfermemos. En ese estado tu pH tendrá una tendencia alcalina. Siguiendo esta teoría que nace de las investigaciones de Louis Pasteur, ha desarrollado sus investigaciones el Dr. Young que sostiene que «cuando el cuerpo está saludablemente equilibrado en la alcalinidad, los gérmenes son incapaces de hacer mella» y así lo cuenta en su libro *La milagrosa dieta del pH*.

El pH sería en nuestro cuerpo como el terreno de las plantas que ponía como ejemplo. Luego, es interesante conocer al menos qué alimentos ayudan a mantener el equilibrio de tu pH y cuáles lo acidifican, pues este último es el ambiente perfecto para el desarrollo de casi todo lo que conocemos como «no amigo» del cuerpo humano.

Test: Descubre 5 de los alimentos que más alcalinizan y los 5 que más acidifican:

Acidifican:
1. Alcohol, café, té.
2. Zumos envasados.
3. Gelatina.
4. Kétchup.
5. Proteínas animales.

Alcalinizan:
1. Brócoli.
2. Aguacate.
3. Pimiento rojo.
4. Espinacas baby.
5. Col rizada.

Además de este tipo de alimentos, los productos refinados y precocinados, así como el tabaco, también contribuyen a la acidificación. Para empezar a mejorar tu pH te propongo reducir tu basura y el reciclado. No es que yo sea antirreciclado, más bien todo lo contrario, sin embargo, soy mucho más partidaria de no tener que reciclar. Si nos fijamos, comprobaremos que la mayor parte de alimentos que ayudan a estabilizar nuestro pH son alimentos frescos que no necesitan envases y, si no hay tantos envases, no hay necesidad de reciclado. ¿Cierto?

Simplemente revisa tu frigorífico y tu despensa y haz un listado del número total de productos envasados y el de productos frescos sin envase, y cuando la lista de los no envasados supere en número a la de envasados habrás comenzado a alcalinizarte. Más adelante perfeccionaremos la técnica, pero antes daremos el primer paso hacia tu equilibrio del pH y, por tanto, hacia un mayor rendimiento en tu quema de grasa sin esfuerzo.

QUÉ ES EL EFECTO «PLAZO FIJO ORGÁNICO»

Hace unos años tuve a una chica en consulta que el primer día me decía, «Mira, Paqui, estoy desesperada. No hay forma de bajar de peso. Es como si estos kilos que no son míos me hubieran tomado cariño. No sé, es como si mi cuerpo los tuviera en plan ahorro por si los necesito, y yo no los quiero para nada».

Todos sabemos lo que es un plazo fijo. Es un depósito de dinero que depositas en un banco y que no puedes utilizar porque lo ahorras y a cambio te genera un interés.

El cuerpo tiene su propio sistema de generar este tipo de depósitos por si los necesita en un momento determinado. En muchas ocasiones, esta clase de reservas se producen tras haber seguido dietas restrictivas, en las que el cuerpo piensa que vas a morirte de hambre y, como consecuencia guarda una reserva por si tiene que utilizarla para salvarte la vida.

En otras ocasiones, una persona que vive con estrés y preocupación permanente también puede generar este tipo de reserva porque no olvidemos de dónde venimos. En nuestro cerebro más primitivo aún queda el recuerdo de que miedo es igual a peligro, amenaza. Por tanto, no sabe en qué momento tendrá que salir huyendo. Y para huir qué se necesita: energía extra.

También puede ser que te hayas pasado la vida oscilando de peso (subo, bajo, subo, bajo) y el cuerpo ante ese efecto yoyó se descontrola, se vuelve «loco», no es capaz de mantener el equilibrio porque tampoco se le mantienen las rutinas. En consecuencia, no sabe qué es lo que quieres que haga exactamente. Es como cuando buscas por Internet información sobre un tema y te aparecen 200 páginas diciendo cosas contradictorias sobre la misma cuestión, ¿qué ocurre entonces? Pues que no sabes a qué hacerle caso.

Lo peor es que cuanto más tiempo pase ese cúmulo de grasa más resistente se hace, más cuesta eliminarlo. Es lo que yo llamo «grasa criada».

Además, tienes que saber que hay dos tipos de grasa: el tejido adiposo blanco, que se encarga de guardar energía, y el tejido adiposo pardo o marrón, que se encarga de gastarla. En breve, te cuento cómo lograr tener más tejido adiposo marrón.

Y TÚ QUÉ GASTAS PRIMERO LAS MONEDAS O LOS BILLETES

Normalmente me gusta llevar monedas y siempre las gasto primero antes de cambiar los billetes. Es una costumbre. Después, cuando no me quedan, doy los billetes que llevo encima y, cuando los he gastado todos, pues ya uso la tarjeta.

Nuestro cuerpo tiene una forma parecida de emplear sus fuentes de energía y ahí radica la clave para entender por qué a veces no quemas grasa.

Recientemente me visitaba una mujer de mediana edad que me aseguraba: «Yo en casa no paro y las escaleras las subo y bajo varias veces al día». Entonces, le pregunté, «Pero ¿y seguido, cuánto tiempo haces ejercicio de forma continuada?».

Cada vez que te pones en movimiento tu cuerpo está gastando energía, incluso cuando estás sentado o durmiendo, pero no siempre utiliza la misma fuente de energía.

Cuando empiezas a moverte utilizará el azúcar acumulado en forma de glucógeno en los músculos, después, las proteínas y, por último, la grasa acumulada.

¿Y en qué momento empieza a quemar grasa?

Continuamente se realizan estudios acerca de este asunto y parece ser que depende de varios factores. Sin embargo, yo os transmito lo aprendido por mi profesor de la Universidad UCAM de Murcia, el Doctor Villegas, especialista en nutrición y deporte. Él nos hablaba de que se empezaba a quemar grasa a partir de 30-40 minutos de hacer cualquier tipo de ejercicio.

CÓMO PASAR DEL MODO AHORRO ENFERMIZO AL GASTO SALUDABLE

Para continuar en este camino de vida saludable, debes despedirte de alguien de una vez por todas: tu exceso de grasa acumulada.

Si tienes sobrepeso es muy importante que acompañes tu dieta con ejercicio físico, lo que no sólo acelerará el proceso, sino que también garantizará que no ganes el peso nuevamente porque habrás adquirido una rutina saludable y, además, generarás mayor cantidad de masa muscular, por lo que tu metabolismo será más rápido.

Parece ser que el cuerpo gasta grasa si tiene oxígeno para sacar energía de ella.

Cuando tu cuerpo no puede aportar suficiente oxígeno a las células para quemar grasa, usará la energía de tus músculos. Por esta razón, la mejor actividad para bajar peso son los ejercicios aeróbicos ya que este tipo de ejercicios hacen que la sangre lleve oxígeno a todo el cuerpo, lo que facilita la pérdida de grasa.

Siempre que hablo de esto, me viene a la mente una estufa de leña de esas que tienen un agujero con rejilla y, si lo abres al máximo, la leña arde a toda prisa porque le entra mucho oxígeno. Sin embargo, si lo cierras del todo la estufa se apaga, la quema de grasa no deja de ser una combustión.

Mis ejercicios aeróbicos favoritos son:

Pasear al aire libre a paso rápido.

Subir y bajar escaleras.

Montar en bicicleta.

Montar a caballo.

Y bailar con mi música favorita.

Aquí recomiendo la lectura de un libro que a mí me inspiró y marcó un antes y un después: *En forma con Jean Fonda* de Jean Fonda.

Test: Descubre si tienes un «plazo fijo orgánico»

1. Realizo ejercicio:
   a. Nunca.
   b. A veces.
   c. Sí, siempre.

2. Quiero bajar de peso y no puedo:
   a. Siempre me ocurre lo mismo.
   b. A veces.
   c. Nunca.

3. Mi porcentaje de grasa no baja a pesar de estar a dieta:
   a. Siempre.
   b. En ocasiones.
   c. Nunca.

4. En cuanto hago un exceso aumento lo perdido:
   a. Siempre.
   b. A veces.
   c. Nunca.

5. Noto más grasa y menos masa muscular en mi cuerpo:
   a. Siempre.
   b. A veces.
   c. Nunca.

Resultados:

4 o más respuestas a: Dispones de un plazo orgánico en toda regla.

4 o más respuestas b: Tienes un exceso de grasa, pero aún está en cuenta corriente.

4 o más respuestas c: ¡Felicidades! Tienes una rutina de ejercicios saludables que te permite mantener tu grasa en los niveles adecuados.

Si has descubierto que tienes un plazo fijo en toda regla, tienes que saber algo, tu mejor aliada es la calma. Te voy a presentar a una nueva hormona, la conocerás porque le gustan las pizzas, los bollos, las empanadas, todo lo que sea azúcar y la producen tus glándulas suprarrenales cada vez que tienes ESTRÉS, se llama cortisol.

Al cortisol no le enseñaron a diferenciar entre el estrés por una situación de peligro, por ejemplo, que te persiga un león, o el estrés mental de esas prisas que llevamos sin poder correr más por ello.

Pero, claro, si sientes estrés y tu cuerpo libera el cortisol que te dará esa dosis extra de energía que te permitirá salir a todo gas tanto si corres peligro como si te persigue un león, gastarás la energía en la huida, pero si no gastas el exceso de cortisol porque no tienes que salir huyendo de nada, al menos no de un león, pues adivina qué pasará: que se origina un descontrol que hace que aumente tu apetito por lo dulce, y en cuanto lo comas se acumulará rápidamente en tu cintura.

Y para rizar aún más el rizo, cuanto más estrés, más ansias de azúcares, cuanto más consumo de azúcares, más kilos subes, y cuantos más kilos subes menos adiponectina tiene tu cuerpo, y la ADIPONECTINA es tu quemador de grasa natural, es tu «desengrasante».

Cuando hay altibajos en tus niveles de azúcar, pones a tu cuerpo en modo ahorrador de grasa, cuanto más peso aumentes menos adiponectina produces, y he aquí el círculo vicioso más peligroso y enemigo del peso saludable.

QUÉ HAY DETRÁS DE CADA ATRACÓN

Recuerdo una pareja que me visitaba ya hace años, tenían una vida social muy rica, les gustaba salir y no precisamente a hacer senderismo, salían a disfrutar comiendo, y no comidas ligeras, les gustaban las barbacoas, las hamburgueserías. Y eso es lo más normal del mundo, sin duda, no hay nada mejor que salir y divertirse con gente que te hace sentir bien y con la que compartes tus alegrías. Y aquí voy a citar otro mandamiento de la vida sana:

«Compartiré mis alegrías y reiré todos los días».

En cambio, en este caso, cuando volvían a la consulta a la cual venían porque los dos deseaban perder peso, los resultados no eran los esperados, y eso les frustraba, pero curiosamente no les hacía sentir culpables, me exigían a mí que les ofreciese técnicas o una dieta de compensación más eficaces, como si el cuerpo pudiera subir y bajar al antojo y no dejara huella por ninguna parte.

Un día preparé un listado con el número de calorías vacías que contenían todos los alimentos que ellos consumían en sus salidas y les expliqué lo siguiente:

Una hamburguesa cualquiera de una de las más famosas cadenas de hamburgueserías del mundo contiene 335 kcal (calorías); una ración mediana de patatas fritas, 340 kcal; y un vaso de 250 ml de Coca-Cola, 105 kcal. Total: 780 kcal. Si a eso le añades salsa mahonesa o kétchup y, además, un postre puedes llegar a las 1.000 kcal.

Pues bien, una persona de 75 kilos gasta alrededor de 300 kcal durante una hora de gimnasia; 180 kcal durante una caminata ligera de 30 minutos y, si trota media hora a 7 m/km, el gasto se eleva a 300 kcal. Por tanto, para ingerir el citado menú es necesario realizar las tres actividades deportivas mencionadas y, con ello, sólo se equilibraría lo comido: no se habría gastado ni una sola caloría más de las ingeridas.

A partir de ese día, comprendieron que tenían dos caminos, en el primero podían seguir consumiendo este tipo de alimentos semanalmente y enfadarse siempre que el peso no bajara, o el segundo camino, hacer salidas con conciencia y a lugares donde ofrecieran comidas más acorde con el propósito que tenían en ese momento en sus vidas, cuidar su salud y adelgazar.

Porque, pese a quien pese, no se puede caminar por dos senderos a la vez, al menos no si son tan diferentes los lugares a los que te conducen.

POR QUÉ TANTAS PERSONAS SON «MULTADAS» POR EXCEDERSE EN EL CONSUMO DE...

Aquí voy a citar el caso de un hombre de mediana edad, empresario y comercial de su propio negocio. Es bien sabido que los tratos se cierran en los bares, al menos eso me han dicho desde pequeña, y claro, ese tipo de reuniones de negocios acaban con la conversación distendida y copa va copa viene.

Cada semana que había bebido alcohol, su peso subía, así como su tensión y su porcentaje de grasa a pesar de haber seguido una alimentación más o menos saludable. En cambio, cada semana que no probaba el alcohol perdía mucho peso, bajaba su tensión y también su porcentaje de grasa.

El cuerpo nos multa cuando nos excedemos en cosas que son peligrosas para nosotros mismos. Al igual que si vas circulando por una carretera donde debes de ir a 80 y tú vas a 120, ten claro que si te pilla la policía te cae una multa, y bien merecida porque no sólo pones en juego tu vida, sino también la de los demás.

En el caso de los excesos de alimentos nocivos, nuestro cuerpo pasa factura, en ocasiones de forma inmediata, en otras a largo plazo.

Quién no ha tenido dolor de barriga por haber comido de más, quién no se ha sentido hinchado tras haber ingerido alimentos no saludables, quién no ha padecido dolor de cabeza después de beber en exceso, quién no ha vomitado alguna vez por tomar un alimento que sabe que no le sienta bien, o quién no se ha pasado la noche dando vueltas por no poder digerir la cena copiosa que se tomó.

Hace poco estuve en Londres y fuimos a cenar a un restaurante excelente. Me habían recomendado que no tomara mostaza allí porque resultaba excesivamente picante y me podía sentar mal. Yo, que siempre he tenido problemas para obedecer, decidí probarla y no sólo eso, esa noche me vine arriba y pedimos una pizza con picante, sabiendo que el picante no es lo mío. En cuanto acabé de cenar sentí una sensación rara en el estómago y en poco más de una hora estaba vomitando la cena en el hotel.

Éstos son claros ejemplos de multas con efecto inmediato por excederse en el consumo de alimentos.

Aunque los peores efectos no son los debidos a un atracón o una comida no saludable de forma puntual, lo malo es cuando este tipo de alimentación es la pauta diaria y el cuerpo va acumulando, reservando y alterando todo un sistema perfecto en funcionamiento, pero como todo tiene un límite establecido que no es aconsejable sobrepasar.

PASAR DE COMER A QUEMAR

¿Sabes cuántos pasos caminas cada día? Para pasar de comer a quemar ya hemos visto que no sólo se trata de dejar de comer grasa, hay que equilibrar el pH, debemos eliminar los tóxicos de nuestra alimentación, controlar los excesos y pasar a la acción, al movimiento del cuerpo para pasar de una vez el plazo fijo que ya no nos genera el tipo de interés que nos interesa a la cuenta corriente para que podamos gastarlo adecuadamente.

Y una vez lo tenemos disponible, vamos a ver cómo gastarlo.

Primero es interesante saber de qué partimos, cuántos pasos caminas, ya que en función de eso puedes establecer cuánto más necesitas para ayudarte a reducir grasa y peso y, con ello, mejorar la salud física y mental.

Y debemos medir porque si eres una persona sedentaria andarás entre 1.000 y 1.300 pasos y eso no es suficiente para adelgazar.

Según diferentes estudios, para adelgazar se recomienda dar unos 12.000 pasos equivalentes a 9,6 km.

Ten en cuenta que:

Salir de compras puede ser un ejercicio, pero no quemarás ninguna caloría.

Los 5 mejores beneficios de andar 1 hora al día:

1. Disminuye la presión arterial.

2. Disminuye el riesgo de enfermedad cardiovascular y el cáncer de mama.

3. Ayuda a perder peso.

4. Combate el estreñimiento.

5. Ayuda a reducir medicamentos.

Hay un peligro del que no he hablado aún y que debes conocer. Hacer ejercicio cada día puede producir adicción y has de ser consciente de ello. Como sabes hay adicciones positivas y negativas, de las negativas ya hemos hablado en los capítulos anteriores, ahora te contaré algo acerca de esta adicción positiva.

Cuando haces ejercicio tu cuerpo libera hormonas llamadas «endorfinas», conocidas como las hormonas de la felicidad y tienen un efecto adictivo porque te hacen sentir placer, bienestar y más energía. El momento del día en el que puedes sacarle más provecho al ejercicio es por la mañana ya que ese subidón de energía te sirve para pasar el día sin necesidad de estimulantes.

Al final, es una cuestión de elección, o eliges tener problemas de adicción con sustancias ajenas a tu cuerpo y perjudiciales para tu salud, o eliges tener problemas de adicción con sensaciones positivas para tu organismo que te harán vivir más y mejor. Tú eliges. A problema me refiero porque una vez que lo experimentes, una vez que adquieras el hábito no podrás dejarlo.

Con respecto a la pérdida de peso, andar 1 hora al día supone:
✓ En 10 días, habrás bajado 500 GRAMOS sólo por andar.
✓ En un año habrás perdido 15 KILOS sólo por andar.
✓ Si, además, sigues una alimentación adecuada, conseguirás tu objetivo de peso y recuperarás tu salud.

Cuando establezcas una rutina de ejercicio físico de una forma regular, notarás una mayor cantidad de masa muscular, y parece ser que este aumento de masa muscular puede activar tu tejido adiposo marrón, la grasa quema grasa, según algunos estudios activar 50 gramos de grasa parda puede aumentar el gasto de tu metabolismo en un 20 %.

Tres claves para activar tu tejido adiposo marrón:
- ✓ Hacer ejercicio de forma regular.
- ✓ Estimular tu melatonina (hormona reguladora del sueño).
- ✓ Duchas de agua fría.

Test: Averigua cómo equilibrar los excesos con ejercicio

1. Un sándwich de jamón, queso, lechuga, tomate y mayonesa = Andar en bicicleta 20 minutos + Trotar 20 minutos + Hacer tareas domésticas durante media hora.
2. Dos porciones de pizza de jamón york, queso y tomate = Subir y bajar escaleras en lugar de usar el ascensor durante 30 minutos + Bailar 30 minutos + Trotar 20 minutos.
3. Un vaso de cola mediano = Andar en bicicleta 20 minutos+ jugar al tenis 30 minutos.
4. Una porción mediana de patatas fritas = Andar en bicicleta 20 minutos + Trotar 20 minutos + Hacer tareas domésticas durante media hora.
5. Un helado pequeño = Lavar tu coche durante 20 minutos + bailar 30 minutos.

El autor Giorgio Nardone recomienda en su libro *La dieta de la paradoja*, en vez de tener que quemar lo excedido, llevar a cabo una técnica para no desear tanto los citados alimentos. Consiste en que cada vez que sientas el deseo de tomar este tipo de alimentos no saludables, comerte 5, sí 5, ya que lo haces, hazlo bien, de este modo quizá será tanto el empacho que lo pienses dos veces antes de empezar.

A mí me gusta autoaplicarme una técnica muy sencilla de llevar a la práctica. Se trata de no consumir ningún alimento que se coma con las manos porque suelen reunir características que no contribuyen a la vida saludable. Por un lado, son altos en calorías y bajos en nutrientes, por otro, se comen muy deprisa (y ya hemos visto que esto afecta a las digestiones y por tanto a las defensas). Por este motivo reciben el nombre de «comida rápida» y si pretendo vestir mi cuerpo con más valor por dentro que por fuera, no es lo más interesante al menos para mí.

Recordemos los alimentos que se comen con las manos que reúnen estas características: pizzas, pasteles, empanadillas, saladitos, hamburguesas, perritos calientes, etc.

Capítulo 5

DESCUBRE LA NUTRICIÓN QUE SE ADAPTA A TUS NECESIDADES

Hace años, cuando aún seguía aferrada a prescribir dietas, tuve el caso de una pareja, de mediana edad, que me visitaban con el objetivo de perder peso, y me insistían en que la dieta fuera la misma para los dos.

Ella tenía problemas con el funcionamiento del tiroides y tomaba medicación para ello, además tenía la tensión muy baja y muchos problemas de tránsito intestinal.

Él tenía la tensión alta, tomaba medicación para ello, padecía de insomnio y tomaba a diario antiinflamatorios para los dolores de rodilla.

El resultado de seguir la misma pauta dietética pasaba porque una semana perdía ella y él no. Yo al ver que él no perdía diseñaba la dieta con alimentos más beneficiosos a sus condiciones y la semana siguiente bajaba él y no ella. Aquello parecía un partido de tenis y una sesión de risoterapia porque ellos eran los primeros que se reían de la situación. Ambos se dieron cuenta de que debían empezar a recuperar el equilibrio de formas diferentes.

Una historia cuenta que había una vez un hombre que vivía en un tanque de gasolina y por su ventana veía a su vecina, que vivía en un tanque de agua. Ella todos los días ponía la mesa muy bien decorada y encendía unas velas para crear un ambiente acogedor. Él sentía envidia de lo bonita que le quedaba. Y, como llevaba un tiempo pensándolo, un día salió y fue a comprar flores y velas, montó su mesa al igual que su vecina y al encender las velas voló por los aires.

Cuántas veces he escuchado que una persona toma un medicamento porque a su vecina se lo había recetado el médico y ella tenía algo parecido.

Cada persona es diferente y única. Sí que es cierto que hay cosas que nos van bien a todos, o que son saludables en sí mismas, sin embargo, dependiendo del objetivo que persigas será indiferente, beneficioso o perjudicial para ti. Pongamos un par de ejemplos:

El zumo de pomelo: Sí/No

Con colesterol elevado	**Personas que toman medicación para:**
Problemas circulatorios	Hipertensión
Arteriosclerosis	Afecciones cardíacas
Ácido úrico alto	Inmunosupresores, se usa en casos de trasplantes
Obesidad	
Riesgo de trombosis	*Puede inhibir o potenciar el efecto del medicamento
Sistema de defensas bajo	

Las coles:

Beneficiosas para personas:	**No conveniente para personas con:**
Con úlcera gastroduodenal	Con hipotiroidismo
Dolor de estómago	Con bocio
Sensación de pesadez estomacal	Metabolismo muy lento
Estreñimiento crónico	
Colitis ulcerosa	
Parásitos intestinales	
Hipertensión	*Uno de sus glucosinolatos llamado «goitrina» impide la absorción de yodo en la glándula tiroides. Esta sustancia sólo se libera al masticar la col en crudo. En la col cocinada no se da este efecto.
Obesidad	
Osteoporosis	
Diabetes	

Por ello, es tan interesante conocerse a uno mismo, saber qué alimentos te funcionan y cuáles no, y disponer de las herramientas necesarias para diseñar tu propia alimentación saludable, aquella que se adapte a tus necesidades.

Y si has llegado hasta aquí con la lectura, ya dispones de muy buenas herramientas para escuchar a tu cuerpo y poder interpretar sus señales.

Ahora puedes dar un paso más y empezar a llevar un diario de alimentación, en él puedes anotar lo que comes cada día y, además, cómo te sientes antes y después de comer. Esta práctica es muy útil para identificar los alimentos que mejor te funcionan.

Además de eso, puedes optar por realizar un test de alimentos en el que se analizan uno por uno los alimentos y la respuesta que tu cuerpo da frente a la información que le aporta el alimento. Este análisis da muchas pistas acerca de tu tipo de dieta ideal en este momento de tu vida. Piensa que estamos en constante cambio y evolución y lo que te va bien ahora no tiene por qué funcionarte después. Por tanto, hay que mantener una actitud como la del camaleón que nos permita adaptarnos a cualquier circunstancia y situación.

Y hemos de responsabilizarnos de nuestro cuerpo y de nuestra alimentación. Siguen algunos consejos para ayudar a tu equilibrio según sea tu metabolismo.

Vuelve al test del capítulo 1 y según tu tipo de metabolismo descubrirás qué estás gestionando mal:

1. Si tu respuesta fue la opción a y tienes problemas de carencias nutricionales:
- Se aconseja consumir frutas y hortalizas crudas o al vapor.
- Enriquecer las ensaladas con aceite de oliva virgen extra.
- Aumentar el consumo de aguacates, pescado azul, almendras, avellanas, semillas de lino y de girasol.
- Beber suficiente agua e infusiones.
- Reducir el consumo de fritos y de comida precocinada.

2. Si tu respuesta fue la opción b y tienes problemas con la gestión de la glucosa:

- Se aconseja sustituir las harinas refinadas por harinas integrales.
- Asegurar el aporte de proteínas en cada comida, preferiblemente de origen vegetal.
- Aumentar el consumo de fibra a través de los cereales integrales, las legumbres, las frutas y verduras.
- Aumentar el número de comidas y reducir la cantidad en cada una de ellas.
- Disminuir el consumo de café y todo tipo de productos con azúcar añadido tales como galletas, zumos envasados, dulces, chocolates y barritas.

3. Si tu respuesta fue la opción c y tienes una tendencia al pH ácido:

- Aumentar el consumo de alimentos con efecto alcalinizante como vimos en la tabla del capítulo anterior, como por ejemplo verduras, patatas, castañas, frutas maduras…
- Consumir agua rica en magnesio y en bicarbonatos.
- Aumentar el consumo de legumbres
- Disminuir el consumo de carne roja y charcutería, conservas, harinas blancas, azúcares refinados, alcohol y café.

4. Si tu respuesta fue la opción d y tu estado nervioso es la clave:

- Aumentar el consumo de más verduras frescas, cereales integrales, aceites de primera calidad y de frutos oleaginosos ricos en ácidos grasos esenciales.
- Se recomienda, además, hacer un desayuno abundante, una comida normal y una cena escasa.
- Reducir el consumo de productos excitantes y de cereales refinados.

5. Si tu respuesta fue la opción e y tu punto débil es el aparato digestivo:

- Aumentar el consumo de verduras cocinadas al vapor y los caldos de verdura.

- Las legumbres consumidas previo remojo largo y trituradas en forma de puré.
- Consumir las frutas fuera de las comidas.
- Aumentar el consumo de zanahoria, calabaza, manzana, patata y arroz.
- Reducir el consumo de cerveza, alcohol, refrescos, especias, helados y cítricos.

6. Si tu respuesta fue la opción f y tienes un exceso de toxinas acumuladas:
- Aumentar el consumo de coles, rábano negro, hinojo, puerro y legumbres.
- Aumentar el consumo de verduras crudas.
- Reducir el consumo de carne, tabaco, alcohol y café.

7. Si tu respuesta fue la opción g y estás sufriendo un proceso de oxidación celular.
- Alimentación mediterránea rica en verduras, frutas y pescado.
- Aumentar el consumo de nueces, avellanas y almendras.
- Fomentar la ingesta de aceites de oliva, colza y nuez de primera presión en frío.
- Reducir el consumo de dulces, embutidos y quesos.

Las recomendaciones ofrecidas en este apartado son generales y pueden ser un guía muy útil para el comienzo hacia una vida saludable, sin embargo, la observación y el análisis individualizado son imprescindibles ya que todo depende de para qué y para quién.

Y siempre es más importante eliminar aquello que no nos sienta bien antes que introducir lo que nos sienta bien.

POR QUÉ NO PIERDO VOLUMEN
Según la definición exacta de Wikipedia:

«La inflamación (del latín *inflammatio*: 'encender', 'hacer fuego') es la forma de manifestarse de muchas enfermedades. Se trata de una respuesta inespecífica frente a las agresiones del medio, y está generada por los agentes inflamatorios. La respuesta inflamatoria ocurre sólo en tejidos conectivos vascularizados y surge con el fin defensivo de aislar y destruir al agente dañino, así como reparar el tejido u órgano dañado. Se considera por tanto un mecanismo de defensa, en contraste con la reacción inmune adaptativa, específica para cada tipo de agente infeccioso».

El sobrepeso y la obesidad son problemas inflamatorios de la sociedad moderna.

En una ocasión seguí el proceso de adelgazamiento de una chica joven que tenía obesidad tipo II. Vino a consultar porque había bajado 8 kilos por su cuenta a buen ritmo, pero no se lo notaba, perdía poco volumen. Se sentía orgullosa de los 8 kilos que llevaba perdidos cuando una de sus amigas le dijo: «Parece que has engordado un poco». A lo que ella respondió que ya había bajado 8 kilos y seguía perdiendo peso, su amiga le respondió entonces: «Pues no se te nota nada».

Vino a la consulta muy frustrada, se sentía mal porque su cuerpo parecía llevar una coraza de la que no se quería desprender.

Ella notaba que no perdía suficiente líquido y estaba centrada en seguir la dieta al 100 % y nada más.

Entonces empezamos a revisar su pauta alimentaria y mi sorpresa fue que tomaba en su mayor parte productos envasados. Cuando tomaba algo fresco era carne o pescado a la plancha o al microondas, medio que utilizaba como forma de cocinado por su rapidez. Con respecto al agua, bebía cuando se acordaba y había días que sólo tomaba bebidas refrescantes además de café, que le habían recomendado porque podía ayudarla a bajar de peso más rápido. No podía hacer las tomas de media mañana y media tarde porque sentía la comida aún sin digerir, aunque inmediatamente después de comer y antes de dormir sentía unas ganas tremendas de tomar dulces, pero ella lo suplía con una cola con hielo.

En realidad, su no pérdida de volumen tenía una explicación muy sencilla: su cuerpo dedicaba gran parte de su energía a intentar destruir a los agentes dañinos y para ello producía inflamación.

POR QUÉ TANTAS PERSONAS SE SIENTEN HINCHADAS

¿Quién no ha sentido alguna vez tras una comida copiosa una digestión interminable y una sensación como de haberse comido una vaca cuando lo que has hecho, en verdad, ha sido comer una ensalada?

O ¿quién no ha dejado de disfrutar de una preciosa tarde con gente maravillosa por sufrir de repente un ataque de gases?

Ambas son cosas muy comunes que nos hemos adaptado a ver como normales, pero en realidad no lo son, bueno o sí. Sí, son normales si no masticas los alimentos, si tomas mezclas explosivas, si cenas alimentos difíciles de digerir o no contienen nutrientes o si tomas «alimentos» a los que se les han adicionado productos químicos que el cuerpo no reconoce y, por tanto, responde defendiéndose como si de un enemigo se tratase.

En este aspecto, me parece de vital importancia leer las etiquetas y ser consciente de que todo aquello que no entiendas tú tampoco lo entiende tu cuerpo, así de sencillo.

Con respecto a las técnicas de cocinado, hay que tener en cuenta que a partir del momento en el que un alimento es calentado a más de 41 °C se produce una casi total pérdida de vitaminas, minerales y enzimas naturales, y si pensamos en el horno microondas, por ejemplo, la temperatura mínima a la que calienta es de 90 °C.

Independientemente del alimento que cocinemos, a mayor temperatura mayor pérdida de nutrientes, especialmente cuando se trata de alimentos vivos como las frutas y las verduras.

Hay un libro muy bonito de Ana Moreno, en el que habla de los beneficios de tomar alimentos crudos. La autora comenta que lo primero que notan las personas que lo ponen en práctica es precisamente lo que buscamos en este capítulo: comienzan a sentirse deshinchadas. El libro se titula *Crudo en la nevera*.

PASAR DE AGUA DEL POZO A AGUA DE RÍO QUE FLUYE

La cliente de la que hablaba antes me proponía que le recomendara algún buen diurético para ayudarla a eliminar su exceso de líquidos y poder sentir mayor pérdida de volumen. «Antes de tomar una planta con efecto diurético, que las hay muy eficaces, se debe eliminar la causa de tu inflamación», le contesté yo.

Los primeros 3 pasos que seguimos en este tratamiento:

✓ Le recomendé que revisara las etiquetas de los alimentos y sólo consumir aquellos cuya etiqueta entendiera del todo.

Con este cambio, dejó de consumir alimentos con sustancias químicas y que además suelen ser muy ricos en sal.

✓ Sustituir el microondas y el horno por una olla al vapor.

Con este cambio, empezó a tomar los mismos alimentos, pero con todos sus nutrientes.

✓ Beber sólo los líquidos que ella pudiera obtener en casa como el agua y los zumos naturales.

Con este cambio, empezó a mejorar la función de sus riñones y empezó a drenar más.

En una sola semana su cuerpo empezó a deshincharse, notó sus digestiones más ligeras y se encontró con más fuerza para hacer nuevos cambios como el ejercicio.

Estos 3 pasos en ella fueron la clave para poder pasar de agua de pozo a agua de río que fluye.

En la mayoría de los casos, de poco sirve intentar limpiar si no quitamos la causa que produce la suciedad. Eso es algo que aprendí de una de mis tías que siempre dice: «No es más limpio el que más limpia sino el que menos ensucia».

Y esto me recuerda a mi querido Mar Menor, una laguna única de nuestra región de Murcia que está siendo destruida como resultado de la contaminación causada por los vertidos urbanos y las desaladoras. De poco sirven los esfuerzos de los grupos ecologistas limpiando el mar o de la búsqueda de soluciones mágicas que limpien el agua. La solución será eliminar la causa que la produce y en este caso son los vertidos al mar.

Test: Averigua cuál es tu capacidad de eliminación

1. Utilizo el microondas:
a. Siempre.
b. A veces.
c. Nunca.

2. Siento que no pierdo volumen:
a. A menudo.
b. A veces.
c. Nunca.

3. Me siento hinchada:
a. Siempre.
b. En ocasiones.
c. Nunca.

4. Tomo más bebidas refrescantes que agua:
a. A menudo.
b. A veces.
c. Nunca.

5. De las etiquetas de los productos que compro no entiendo ni la mitad:
a. A menudo.
b. A veces.
c. Nunca.

Resultados:

4 o más respuestas a: Tu sistema de eliminación está en modo «agua de pozo» y eso te hace sentir dentro de un cuerpo que no te pertenece.

4 o más respuestas b: Intentas cuidarte, pero aun así te sientes hinchada.

4 o más respuestas c: ¡Felicidades! Tienes muy buena capacidad de eliminación que fluye como «agua de río» gracias a tu consumo abundante de agua y el tipo de alimentos que consumes.

QUÉ ES EL EFECTO «CÉLULAS PASAS»

Hace unos días, puse unas espinacas en la sartén con el propósito de saltearlas ligeramente y tomarlas como ensalada tibia. Mientras las removía, mi hija me llamó con urgencia pues estaba trabajando con la cola y se le había acabado. Dejé la sartén con las espinacas al fuego y fui a ayudarla. Como me entretuve más de lo previsto, se me olvidaron las espinacas. Al llegar a la cocina comprobé que se habían reducido a menos de la mitad, ya no servían para ensalada. Tuve que cambiar de plan de cena.

Lo que les pasó a mis espinacas es lo mismo que a las uvas frescas cuando se desecan para consumirlas como uvas pasas, que se les ha privado del agua.

POR QUÉ HAY TANTAS PERSONAS CON CARENCIAS (ANEMIAS, PÉRDIDA DE CALCIO) EN UN MUNDO DE EXCESOS

Es muy frecuente encontrar personas con anemia y obesidad, con sobrepeso y descalcificación. Asimismo, no deja de ser extraño vivir en un mundo al alcance de todo tipo de alimentos, en el que se come en exceso y la mayor parte de veces sin ni siquiera tener hambre y que puedan darse situaciones tan extremas a la vez, carencia y exceso en el mismo organismo.

En cambio, hay muchas causas posibles por las que se producen estas situaciones opuestas y que dan como resultado que una parte de la población carezca de los micronutrientes en cantidades adecuadas para un funcionamiento óptimo.

Hace unos meses, atendí a una chica con problemas de anemia, se le caía el pelo y tenía las uñas muy frágiles, a menudo le sangraban las encías, pero ella vino a verme porque quería perder peso.

Llevaba años tomando hierro, pero cada vez que se repetía la analítica sus valores seguían bajos. Aquél se había convertido en un problema crónico, y ella decía: «No lo entiendo, Paqui, si yo como de todo».

Y así era, comía frutas y verduras, pero también cereales refinados, productos no ecológicos, carne, conservas, salazones, alimentos industriales, muchos lácteos, aditivos, alcohol, conservantes y, además, tomaba la píldora anticonceptiva.

También decía: «Y yo no hago fritos ni empanados».

Y así era, utilizaba más el horno y el microondas.

El problema residía en ese comer de todo y esa manera de cocinar, porque la alteración que sufren los cereales cuando son refinados elimina de paso las vitaminas y los minerales. Además, la utilización de pesticidas en la agricultura no ecológica y las hormonas y antibióticos de carnes y pescados criados artificialmente son la causa de la quelación de los oligoelementos y de la contaminación de las células. Por otra parte, el consumo de alimentos con efecto acidificante como la carne, los productos industriales y los lácteos, como ya hemos visto, puede incrementar la pérdida de calcio por la orina. También el consumo de alcohol y medicamentos intoxican las células y se producen errores en la forma de utilizar los oligoelementos.

En cuanto al modo de cocinado, como ya hemos visto, una temperatura por encima de 100 °C crea sustancias tóxicas y no asimilables por nuestro cuerpo, y temperaturas superiores a 41 °C disminuyen la calidad de los nutrientes del alimento.

Como ya he dicho, todo ello afecta de forma importante a nuestra flora intestinal, lo que a su vez se traducirá en menor asimilación de nutrientes como el hierro, el zinc, que participa en más de 200 reacciones de nuestro metabolismo, y una menor producción de vitaminas del grupo B, que tiene una enorme importancia en las reacciones de nuestro organismo.

Mi cliente llevaba años tomando hierro, pero no había reparado su flora intestinal y eso es como si tienes un cubo que pretendes llenar de agua, pero tiene pequeños agujeros en su base. Ya le puedes echar agua, que el cubo nunca se llenará.

PASAR DE «CÉLULAS PASAS» A «CÉLULAS UVA FRESCA»

El problema de la anemia de esta chica empezó por las tres siguientes estrategias:

Determinamos tres fases, la primera de preparación, después limpieza y por último restauración.

✓ Empezó a consumir alimentos ecológicos.

Con este cambio ingería el mismo tipo de alimentos, pero al estar libres de pesticidas y productos químicos le aportaban más cantidad de nutrientes con la misma cantidad de alimento. Me gusta comparar los alimentos ecológicos con el oro, que puede ser de 10, 14, 18 y 24 quilates, y la calidad del oro de 24 quilates no es la misma que el de 10, y también es oro, pero no puro en todo su esplendor como los productos ecológicos.

✓ Eliminó los lácteos de su dieta.

Con este cambio comenzó a asimilar mejor el hierro, ya que los productos lácteos interfieren negativamente en la absorción del hierro.

✓ Cambió de método anticonceptivo.

Con este cambio, al dejar los medicamentos su flora intestinal empezó a recuperarse.

En unos meses se produjo una evolución, ya que estos cambios iniciales fueron la llave que abrió otras puertas a cambios de hábitos que le permitieron no sólo conseguir su peso saludable, sino también dejar de consumir hierro porque sus valores se habían equilibrado.

Mi cliente pasó de tener «células pasas» a «células uva fresca», células nutridas correctamente que mostraban satisfacción por dentro y por fuera.

Test: Averigua tu nivel de «células pasas»

1. Tomo medicamentos:
   a. Siempre.
   b. A veces.
   c. Nunca.

2. Sufro de caída de pelo y uñas frágiles:

a. Siempre.

b. A veces.

c. Nunca.

3. Con frecuencia tengo anemia:

a. Siempre.

b. En ocasiones.

c. Nunca.

4. Consumo alimentos no ecológicos:

a. Siempre.

b. A veces.

c. Nunca.

5. He observado que tengo manchas blancas en mis uñas:

a. Siempre.

b. A veces.

c. Nunca.

Resultados:

4 o más respuestas a: Acabas de descubrir que tus células están «pasas».

4 o más respuestas b: Intentas cuidarte, pero aun así tienes algunos síntomas de carencias nutricionales.

4 o más respuestas c: ¡Felicidades! Tienes un nivel de nutrición celular óptimo que se adapta a tus necesidades.

QUÉ HAY DETRÁS DE BEBER 1,5 L DE AGUA AL DÍA

Cada día perdemos 2,6 litros de agua ya que el cuerpo necesita agua para llevar a cabo todas y cada una de las funciones que nos mantienen con vida.

Recordemos que el agua regula la temperatura del cuerpo, lubrica las articulaciones, disminuye la carga en el riñón y el hígado drenando productos de desecho, lleva nutrientes y oxígeno a las células, humedece los tejidos de la boca, los ojos y la nariz, ayuda a prevenir el estreñimiento y a disolver minerales y otros nutrientes para hacerlos asimilables en el cuerpo.

Lo más importante para mantener tu salud después de respirar es conseguir un nivel de hidratación óptimo.

Como casi todos los alimentos contienen agua en mayor o menor medida, nuestro cuerpo puede extraer agua de ellos y se estima que en una alimentación saludable se puede obtener 1,1 litros de agua a través de los alimentos.

De modo, que para contrarrestar las pérdidas diarias que ya sabemos que son 2,6 litros deberíamos consumir 1,5 litros de agua cada día.

Pero ¿qué beneficios aporta a la salud tener una hidratación de calidad?

1. Existe un menor riesgo de que se produzcan cálculos renales.
2. Las heces son menos secas y se eliminan con menos esfuerzo.
3. La sangre está menos concentrada y existe menor riesgo de que se produzca trombosis.
4. Aumenta la resistencia a la fatiga y el rendimiento físico, otro punto clave en nuestra nueva andadura para una vida sana y con un peso saludable.
5. La función de los riñones mejora, se produce más cantidad de orina y más clara, de esta forma los riñones filtran mejor la sangre de sustancias de desecho y las eliminan con mayor facilidad. He aquí un punto clave para el adelgazamiento. Cuando se empieza un proceso de adelgazamiento se pone en marcha la activación de la quema de grasa, con ello hay una cantidad de toxinas que se han de eliminar a través de la orina. Si la hidratación es óptima, este proceso se llevará a cabo con éxito.

POR QUÉ TANTAS PERSONAS SIGUEN LAS MISMAS REGLAS

La respuesta está en el estrés, vamos a verlo.

Desde siempre se ha tenido en cuenta únicamente esta regla citada anteriormente para estimar las cantidades de agua necesarias al día, aunque por supuesto varían de unas personas a otras, del tipo de actividad física, del clima y de la época del año, pero también del tipo de alimentación.

De nuevo, insisto en escuchar a tu cuerpo y ver cuándo sientes sed, pues al igual que hablábamos del hambre orgánica y del hambre de felicidad, también hay una sed orgánica y una sed de soluciones.

SED ORGÁNICA

Tenemos un mecanismo especializado en mantener constante tu nivel de hidratación, está en tu cerebro y es el centro de la sed. Lo tiene todo perfectamente controlado y, cuando los niveles de sales minerales aumentan o hay una falta de hidratación, pone en marcha alarmas para que le ayudes a restablecer los niveles. Como la sed es el primer síntoma de deshidratación, se hace notar a través de unos «ayudantes» en la boca que tienen la capacidad de controlar la sed, y entonces empiezas a sentir la boca seca porque tu cuerpo ha tomado agua de algunas glándulas situadas en la boca y tu cerebro lo interpreta como sed. Pero al cerebro también puede llegarle la señal desde la sangre cuando aumentan en ella los niveles de azúcar o de sales.

Un ejemplo claro de que esto es así: ¿qué te ocurre cuando tomas pipas con sal o unas anchoas? Aumenta el nivel de sales en tu sangre e inmediatamente para compensarlo tu cerebro emite la señal de sed, y tomarás agua sí o sí porque insiste que no veas.

Y qué pasa si no tienes sed y te bebes 1 litro de agua, pues en poco tiempo la empezarás a eliminar porque tu cuerpo debe mantener su porcentaje de agua y sólo guarda la que necesita.

Siempre que baje alrededor de 1 % el agua de tu cuerpo se desencadenará la sensación de sed. Si hace calor tu cuerpo necesitará agua con más urgencia e insistirá más, por lo que la sensación de sed será más fuerte.

Por tanto, parece que no hay que preocuparse de nada. Es simple, tengo sed, mi cuerpo lo necesita, bebo agua, así de sencillo, pero hay un enemigo acechante que puede anular la orden. Es como un *hacker* que entra en tu sistema y bloquea tus conexiones para que dependas de reglas inventadas por personas ajenas a ti: el estrés. Éste es el motivo por el que se establecen reglas, porque a veces es necesario hasta que recuperas el instinto de tu cuerpo. Debido a ello, cuando estás haciendo ejercicio no debes esperar a sentir sed para beber agua, porque puede que necesites hidratación, pero tu cerebro al estar en esa situación que interpreta como estrés, aunque sea saludable, la señal puede estar bloqueada.

Ya hemos visto que tu cuerpo también obtiene el agua de los alimentos que consumes y, además, es un agua enriquecida puesto que contiene nutrientes. Por tanto, si consumes alimentos naturales ricos en agua, estarás más hidratado y sentirás menos sed porque tu cuerpo no necesita más. Pero, y siempre hay un pero, si tomas diariamente un tipo de alimentos secos o bajos en agua o cuyo proceso de cocinado los prive de su agua natural, deberás beber más agua mineral. Si además consumes «ladrones», como hemos visto anteriormente, éstos no sólo roban tu energía, sino que también intoxican tus órganos y éstos para limpiarse necesitan más agua.

Bien, la sed orgánica ya sabemos que se manifiesta con la sensación de sed.

¿Y LA SED DE SOLUCIONES?

Has pasado una mala noche, apenas has dormido y necesitas descansar, pero no puedes porque has de ir a trabajar. Solución: un café.

Llega la noche y no puedes conciliar el sueño, no hay forma, tu mente está agotada y tienes que dormirte ya, si no al día siguiente no podrás con tu alma. Solución: una tila.

Vas conduciendo, es un viaje largo y sabes que tienes que parar para descansar, te está entrando sueño, pero si paras llegas más tarde de lo previsto. Solución: una lata de cola.

Estás desmotivado, no tienes fuerza de voluntad para conseguir hacer eso que llevas tiempo queriendo hacer. Solución: un refresco.

Es verano, en Murcia, tienes una sed tremenda y hace un calor insoportable, necesitas que baje la temperatura de tu cuerpo. Solución: una cerveza.

Es invierno, en Soria, tienes un frío intenso, necesitas que suba un poco la temperatura de tu cuerpo. Solución: un vasito de vino tinto.

Has salido de fiesta, la persona que te gusta está cerca pero no te atreves a hablarle, necesitas algo que te empuje a ser más extrovertido. Solución: un chupito.

Tienes un serio problema, quizá para los demás no sea importante, pero para ti, sí, necesitas evadirte de la realidad y no pensar durante unos instantes o acabarás loco de remate. Solución: un par de copas.

No siempre bebemos por sed orgánica, tomamos con frecuencia líquidos con otros fines diferentes a los de mantener la hidratación en nuestro cuerpo. No digo que esto sea bueno ni malo, sólo que quizá nos ayudaría más escuchar al cuerpo y la mente y darle a cada uno las soluciones que merecen en cada momento.

¿Y QUÉ TIPO DE AGUA TOMAR?

La mejor manera de beber agua es consumir alimentación muy rica en agua.

Lo primero es descartar qué tipo de agua no tomar porque el agua del grifo y la envasada en botellas de plásticos es potable sí, pero no es tan saludable. Hace un tiempo estuve unos días en las lagunas del Ruidera, una zona preciosa que me encantó y donde pude ver muchas aguas diferentes. Allí aproveché para explicarles a mis hijos la importancia de beber agua viva y sin tóxicos porque si es verdad que somos lo que comemos, pero ya que somos 3 partes de agua, más bien yo diría somos lo que bebemos,

Y es que por muy saludable que yo sea y tome una alimentación supersana, todo ecológico..., y luego beba un agua estancada, desestructurada y con derivados del petróleo, creo que no voy por buen camino.

En las lagunas vimos zonas de cascadas donde el agua era limpia, clara, pura, fresca, agua con vida, en movimiento...

Veíamos gente pasear con sus botellas de plástico y recordé mi viaje a Roma cuando el guía nos decía que no compráramos agua puesto que la llenaban de las fuentes. Y es que el negocio del agua da para escribir muchas líneas.

También pasamos por zonas de estanques con aguas verdes, donde había ranas, vegetación, mosquitos y otros seres... Es fascinante observar la vida que crece en un agua estancada, está viva sí pero no por el agua sino por los seres que hay en ella. También recordé haber leído aquel artículo en el periódico *El Mundo* que anunciaba: «Escándalo en el Reino Unido al reconocer Coca-Cola que vende agua del grifo como mineral» y aquel otro titular: «Deseosa de implantarse en el mercado británico de agua embotellada, Coca-Cola ha reconocido que, con la marca comercial Danasi, vendía agua de grifo al precio de 1,4 euros el medio litro».

No sé si a ti te habrá pasado, pero yo me llegué a obsesionar con el agua que bebía...

Por eso investigué mucho sobre el tema y pregunté a diferentes expertos, comprobé los análisis de las 10 mejores aguas del mundo y las más vendidas en los supermercados.

No me cuadraba ninguna. Las marcas más prestigiosas están añadiendo flúor al agua y eso no me gusta nada y, además, ¡la mayoría están mucho tiempo envasadas en botellas de plástico!

Pero cómo queremos ser una sociedad sana si bebemos en botellas de plástico, plástico que contiene bisfenol A, que lleva sustancias tóxicas que actúan como disruptores endocrinos, alteran tu sistema de hormonas. De hecho, cada vez hay más niños con problemas de tiroides, más niñas con vello púbico y más mujeres con problemas para concebir... Igual algo se nos está escapando y creo que el agua que bebemos, su calidad tiene una influencia en todo esto.

Yo escogí la opción de filtrar el agua con un equipo natural que mejore su calidad, pero que respete su composición, que no le añada nada químico y no la desperdicie. Para mí fue la mejor opción porque no me gustan los sistemas de ósmosis que desperdician muchos litros de agua y comprar agua embotellada no es para mí una opción saludable, ni por su calidad ni por cuestiones de ecología.

La OMS ha realizado un ranking de las mejores aguas del mundo. En él se encuentran tres marcas españolas, sin embargo todas están envasadas en plástico PET. Sabemos que al año se embotellan unos doscientos mil millones de litros de agua en botellas PET, cantidad a la que habría que sumar las botellas de otros productos que también usan este tipo de plástico, el cual contamina el lugar donde vivimos, nuestra Tierra y nuestros océanos. Al final, estamos pagando por nuestra propia autodestrucción, pero en esta cuestión que cada uno tome su propia decisión.

Mi elección fue clara, dejar de contribuir con el consumo de agua embotellada y el filtrar el agua del grifo.

UTILIZAR EL AGUA PARA EQUILIBRAR Y CURAR

Cada vez son más los estudios que respaldan la idea de que el agua embotellada no es beneficiosa para la salud, por un lado, por el plástico con que se envasa, un tipo de plástico PET que contiene sustancias químicas, tóxicos para el organismo. Uno de ellos es el bisfenol A, que posee incluso la propiedad de influir en el comportamiento de las hormonas. Además, el agua no es pura, a menudo tiene que ser sometida a tratamientos con el fin de ser apta para la salud porque hay que tener en cuenta que el subsuelo filtra los pesticidas y residuos químicos de los cultivos no ecológicos y van a parar al agua. Luego, la mejor agua que podemos tomar es a través de los alimentos sanos y frescos.

Es interesante observar nuestra naturaleza y la del planeta y la relación entre ambas. El planeta Tierra tiene tres partes de agua y una de tierra, el cuerpo humano está compuesto por tres partes de agua y una de materia. Por tanto, mi teoría acerca del tipo de alimentación saludable dice que deberíamos alimentarnos siguiendo la misma regla, tres partes de alimentos ricos en agua y una de alimentos ricos en materia. Revisaremos más profundamente este tema en el siguiente capítulo.

Hay un estudio realizado en Japón que habla de mejorar enfermedades crónicas y agudas a través del agua, se titula «La terapia del agua». Según este estudio, el agua está indicada para las siguientes dolencias:

Dolores de cabeza y cuerpo.

Sistema cardíaco.

Artritis.

Latido rápido del corazón.

Epilepsia.

Exceso de peso.

Bronquitis, asma, tuberculosis, meningitis.

Enfermedades de los riñones y *vías* urinarias, vómito, gastritis.

Diarrea, hemorroides, diabetes, estreñimiento.

Todas las enfermedades de los ojos.

Problemas en el *útero,* algunos tipos de cáncer y trastornos menstruales.

Enfermedades de oído, nariz y garganta.

¿Cómo llevar a cabo esta terapia?

• Tomar 4 vasos de agua de 160 ml en ayunas.

• Esperar 45 minutos antes de desayunar.

• No tomar agua después de las comidas hasta pasadas dos horas.

Por tanto, parece que no sólo es importante la cantidad de agua ingerida, sino también la procedencia y el momento de tomarla. siendo ideal antes de las comidas.

Como todo está conectado, vamos a ver una relación entre el primer capítulo, la actitud y el pensamiento positivo y el consumo de agua.

Hace unos meses me visitaba una mujer de unos 30 años que apenas bebía agua. Ella quería, pero no había forma, decía que no le gustaba. Llevaba toda su vida a dieta y siempre le habían impuesto tomar 2 litros al día, lo que se tomaba como una obligación y había asociado el hecho de beber agua con la frustración y la desesperación de vivir a dieta. Entonces, le hablé del maravilloso estudio llevado a cabo por el investigador japonés Dr. Masaru Emoto, quien realizó estudios con moléculas de agua y el efecto sobre ellas en las ideas, las palabras y la música. En su libro *Mensajes del agua* incluye las fotografías de una muestra de agua helada expuesta a la palabra «ángel» y otra expuesta a la palabra «demonio». La estructura que formó la primera es una figura preciosa y digna de una joya, la segunda es algo amorfo y oscuro de difícil calificación positiva.

A lo largo de su trabajo se puede observar que el agua es algo vivo, capaz de alterar su forma dependiendo de la situación externa y que es influida por el entorno que la rodea.

Y yo me pregunto, si al parecer a una sola molécula le afectan las palabras, la música, el ambiente, ¿qué será de nosotros que somos tres partes de agua? Cabe pensar que nos afecta de forma importante, y así es, el entorno en el que vivimos, las noticias que escuchamos y sobre todo los mensajes que nosotros mismos nos enviamos.

Inspirándome en estas palabras y en las imágenes del Dr. Masaru Emoto invité a mi cliente a llevar a cabo esta técnica:

✓ Siempre A de «ángel» y nunca D de «demonio».

Significa agua, siempre antes de comer cualquier cosa y nunca después.

✓ Pensar una frase positiva cada vez que bebiera agua.

De esta forma, abandonó la botella de 2 litros que tenía asociada con un aspecto negativo y se centró en tomar un par de vasos antes de comer cualquier cosa teniendo un pensamiento positivo. El resultado fue que empezó a tener mejores digestiones y, por fin, no le resultó un suplicio tomar el agua que, además, le sentaba bien.

Test: Averigua tu nivel de hidratación

1. Mi orina es clara y sin olor:
   a. Siempre.
   b. A veces.
   c. Nunca.

2. Siento mi piel muy hidratada:
   a. Siempre.
   b. A veces.
   c. Nunca.

3. Bebo agua en ayunas todos los días:
   a. Siempre.

b. En ocasiones.

c. Nunca.

4. Consumo agua en envase de cristal:
   a. Siempre.

   b. A veces.

   c. Nunca.

5. Espero siempre después de comer para beber agua:
   a. Siempre.

   b. A veces.

   c. Nunca.

Resultados:

4 o más respuestas a: ¡Enhorabuena! Tu estado de hidratación es óptimo.

4 o más respuestas b: Tu nivel de hidratación no es malo, pero aun así puedes mejorarlo.

4 o más respuestas c: Tu nivel de hidratación en este momento no es óptimo.

Capítulo 6

DESCUBRE CÓMO COMBINAR ALIMENTOS DE FORMA SALUDABLE

Siempre que oímos hablar de combinaciones nos viene a la mente la dieta disociada, la restricción alimentaria, separación de alimentos, días enteros a base de fruta y otros a base de embutidos. Sin embargo, todo lo que no sea saludable mantenerlo en el tiempo, en la mayor parte de los casos no es bueno para ti. No todo vale para la salud.

Recuerdo una chica que había estado siguiendo una de estas dietas en las que podía únicamente comer grasa, embutidos, margarinas y frituras. Había perdido peso, pero en cuanto la dejó recuperó los kilos perdidos y unos pocos más y, como añadido, en sus analíticas se habían alterado el nivel de colesterol y de triglicéridos.

POR QUÉ SIGO TENIENDO DIGESTIONES PLOMO

Un consejo que sigo siempre es algo que mi madre me ha repetido durante toda mi vida: «Si te lo vas a comer a disgusto, no lo comas», y eso he hecho siempre.

Cuando te comes algo sin gana, sin que te guste, tu digestión no será buena porque vamos a ver qué pasa en la situación contraria. Imagínate ahora, tu plato favorito, ese que sólo con sentarte y llevarte la primera cucharada a la boca ya estás salivando, qué digo sólo con olerlo ya estás salivando, qué digo sólo con pensarlo ya estás salivando. Esa saliva contiene enzimas como la ptialina o amilasa, que comienza la digestión de los hidratos de carbono ya en la boca, y la lipasa lingual, que comienza el proceso de digestión de grasas. Luego, si hay una buena salivación porque estás comiendo algo que te encanta, estas enzimas desempeñan correctamente su función y tu digestión será mucho mejor.

Otro aspecto importante es el ambiente en el que comes dicha comida, pues no es lo mismo sentarte en una mesa bonita, con luz y con flores y sin distracciones negativas, que comer de pie, frente a la tele en una bandeja.

Asimismo, es importante la actitud con la que comes. No es lo mismo pensar: «Ummm, qué rico pescado azul del Mar Menor, rico en ácido omega», que pensar: «Ufff, pescado lleno de mercurio y contaminantes del mar».

Igualmente, tu estado de ánimo, pues no es lo mismo llegar a comer relajado y tranquilo, ya que troceas bien los alimentos, masticas lentamente, dejas descansar los cubiertos en la mesa, te ríes, hablas, respiras, saboreas, que comer a galope tendido sin mirar lo que comes apenas sin respirar porque estás muy estresado… las mezclas, pues no es lo mismo comer un buen plato de legumbres y una ensalada en casa, que salir y tomar 5 aperitivos, carne y pescado, postre y café.

POR QUÉ TANTAS PERSONAS SUFREN DE GASES, HINCHAZÓN Y PROBLEMAS DE ESTÓMAGO

En este sentido, pueden ser muchos los problemas relacionados. Uno de ellos es la escasez de jugos gástricos o hipoclorhidria, en este caso la persona debe evitar las bebidas alcohólicas, el café y los picantes para que desaparezcan los síntomas.

Otras personas sufren de dispepsia, digestión difícil y dolorosa. La persona aquejada puede presentar eructos, sensación de plenitud, malestar, hinchazón y acidez. Este problema está ocasionado por comer deprisa, la irregularidad en las comidas, el estrés y una alimentación basada en fritos, conservas y encurtidos, además de un exceso de grasa y de refrescos con gas.

Por otro lado, tenemos la gastritis, una inflamación de la mucosa del estómago originada casi siempre por haber adquirido malos hábitos y consumir sustancias irritantes como el café, el alcohol, antiinflamatorios como la aspirina, comida o bebidas muy frías o muy calientes y el tabaco.

Otra conocida universalmente es la úlcera gastroduodenal, que es una pérdida de sustancia en la mucosa que recubre las paredes del estómago o del principio del duodeno y está causada por exceso de ácido en el estómago, estrés, consumo de especias, alcohol, café, refrescos con gas, tabaco, aspirina o bien por microorganismos como el *Helicobacter pylori*.

Y, por último, la famosa hernia de hiato, que se da cuando la válvula que separa el estómago del esófago no puede realizar su función y, por tanto, no puede evitar el paso del contenido del estómago hacia el esófago. Por esta razón, la persona afectada nota reflujo o sensación de acidez en la boca del estómago. En este caso, se debe evitar la leche, la grasa, el chocolate, las especias, el café, el vino y las bebidas alcohólicas.

PASAR DE DIGESTIÓN DE PLOMO A DIGESTIÓN DE DIAMANTE

En casa, tenemos suelo de piedra caliza pulida, un tipo de suelo al que los ácidos no le van bien, es delicado. Al tener niños no he podido evitar que vomitaran en el suelo y he visto con mis propios ojos cómo el ácido clorhídrico del estómago acababa con el brillo de forma irreparable en mi suelo.

Sin embargo, nuestro estómago está muy protegido por una enorme capa mucosa que protege todas sus paredes y lo preserva de la acción de este ácido. Mantener cuidada esa barrera protectora es la clave para mantener la salud de tu estómago y, con ello, digestiones ligeras. Pero el estómago tiene un talón de Aquiles y es que no puede defenderse de los alimentos y productos no saludables como el café, el tabaco, las bebidas alcohólicas y algunos medicamentos. En consecuencia, cuando los introducimos sin su permiso, empieza a perder su brillo.

Esto me recuerda algo que me ocurrió hace poco más de un año. Mi hija se manchó un vestido monísimo con aceitunas negras recién cogidas del olivo. Probé todo tipo de productos y nada, la mancha seguía ahí. Al final probé con agua fuerte a ver qué pasaba y ¡bingo!, la mancha desapareció. Me puse supercontenta pero sólo hasta que cogí el vestido en mis manos para tenderlo porque en ese instante se deshizo como papel mojado. El tejido de aquel vestido era muy bueno, pero tanto producto químico acabó con su resistencia. Y lo mismo le ocurre al estómago ante sustancias irritantes, se deshace tanto su fuerza, que puede romperse su fuerte tejido, momento en que aparece la úlcera.

Hace un par de semanas, me visitaba una chica que decía que no podía seguir viviendo así. Tenía unos terribles dolores de estómago, estreñimiento y unos gases que estaban limitando su vida social. Su dieta se había reducido a tres o cuatro alimentos, le daba miedo tomar otras cosas por si empeoraba.

Ella se sentía estresada, comía deprisa, no tenía horario para comer porque además trabajaba a turnos. No dormía bien y, como consecuencia, tomaba estimulantes para espabilarse. Además, consumía lácteos pensando que la ayudarían con el estómago. También algunos días se veía obligada a tomar antiinflamatorios para el dolor.

Su estómago había perdido la fuerza digestiva, además, como comía sin placer estaba dificultando más las cosas. Como guinda, en los guisos le gustaba mezclar muchos ingredientes para dar más sabor.

Las 3 claves iniciales que la hicieron mejorar:
✓ Empezar a masticar correctamente.

Con este cambio notó desde el primer día mejores digestiones y disminuyó el dolor.

✓ Regular horarios de comidas y de sueño.

Con este cambio pudo dejar de consumir estimulantes y sustituyó el café por la malta, que contiene enzimas que facilitan la digestión.

✓ Empezó a consumir más papaya, piña, apio y zanahoria antes de las comidas.

Con este cambio pudo empezar a probar otro tipo de alimentos pues segregaba más cantidad de enzimas para realizar la digestión.

Test: Averigua la eficacia de tus digestiones

1. Consumo fritos, café, alcohol y especias:
a. Siempre.
b. A veces.
c. Nunca.

2. A menudo siento gases:
a. Siempre.
b. A veces.
c. Nunca.

3. Me siento hinchada después de comer:
a. Siempre.
b. En ocasiones.
c. Nunca.

4. Me duele el estómago después de comer:
a. Siempre.
b. A veces.
c. Nunca.

5. Siento que mi digestión es muy lenta:
a. Siempre.
b. A veces.
c. Nunca.

Resultados:

4 o más respuestas a: Ya lo sabías, tu digestión es de plomo.

4 o más respuestas b: Tu digestión no es del todo mala, pero sabes que puede mejorar.

4 o más respuestas c: ¡Enhorabuena! Tu estómago tiene la fuerza digestiva suficiente y por eso notas que tu digestión es de diamante.

QUÉ ES EL EFECTO «ESTÓMAGO DE RUBIK»

Todos nacemos con un estómago perfecto como cuando compras ese cubo de Rubik perfectamente formado y con cada color en su lugar. Y el primer alimento que tomamos, el que tiene la suerte de tomarla, la leche materna, es un alimento preciso, que contiene agentes antimicrobianos, sustancias que protegen al estómago, aumenta las defensas. Vamos, que es una auténtica maravilla de la naturaleza, además siempre está a la temperatura óptima y no contiene pesticidas, ni colorantes, ni potenciadores del sabor. Lleva lo que tiene que llevar, lo que necesitas y nada más. Cuando esta leche se ofrece a demanda, el bebé toma justo la que necesita, sin prisa, sin horario, en la cantidad que sabe que su estómago tolera y todo va como la seda.

Pero no siempre todo es tan perfecto, porque a veces la mamá se ve obligada a dar teta reloj en mano, por diferentes motivos (trabajo o recomendación pediátrica).

Hace poco escuché a una amiga recién parida decir que le habían recomendado que diera diez minutos de cada pecho y aquí empiezan los problemas, cuando queremos controlar lo incontrolable, lo que ya es perfecto en sí mismo. Entonces, todo se va al garete. No digo que esto siempre sea así pero en muchas ocasiones lo es y fastidia que sea por una información inadecuada. Un libro que explica al detalle este aspecto y que siempre recomiendo es *Un regalo para toda la vida* de Carlos González.

Y lo que empieza controlando la leche sigue por querer modificar lo que el niño considera que debe comer, porque no nos engañemos, cada vez que tu hijo te dice: «Ya no quiero más» y le fuerzas (creyendo hacer lo mejor, yo también lo he hecho) estás desajustando su comunicación hasta ahora libre y eficaz estómago-cerebro y le estás dando clases de «no escuches a tu cuerpo».

Y así es como empieza un proceso que junto con la introducción de alimentos que ya no son puros y esterilizados (sin por eso perder nutrientes), más los medicamentos, como jarabes o antibióticos que destruyen parte de su flora beneficiosa, sumado al tipo de vida sedentario que hace que los niños cada vez jueguen menos al aire libre, que da como resultado niños con continuos resfriados y una tendencia al sobrepeso en muchos casos.

Después se introducen alimentos no necesarios, pero que forman parte del estilo de vida de hoy día y con ello se desencadenan, como hemos visto, diferentes problemas.

POR QUÉ TANTAS PERSONAS MEJORAN CON UNA DIETA

Recuerdo una chica joven de unos 36 años que venía pidiéndome orden, necesitaba una pauta de alimentación ya, decía que su peor problema era no poder tener un plan organizado. Trabajaba como comercial y viajaba bastante, de modo que le era muy difícil mantener un horario y un tipo de alimentación establecido porque dependía del menú del lugar donde estuviera ese día. Otros días los pasaba en el coche, en el avión y otros metida en la oficina. En casa se habían acostumbrado a no tener casi nada por lo que tiraba de precocinados o barritas energéticas. Había subido mucho de peso en los dos últimos años y cada vez se notaba con menos energía para seguir el ritmo que ella misma se autoimponía.

Cuando se inicia una dieta, algo positivo que se observa de forma casi instantánea es que se empieza a poner orden en la alimentación. Por otro lado, los alimentos que se recomiendan son bajos en calorías, bajos en grasa, se reducen las cantidades ingeridas, con lo que la digestión empieza a mejorar.

Las 3 reglas que hicieron que mi cliente ordenara su alimentación:

✓ Empezó a imponerse la misma disciplina para las comidas que para el trabajo, eran 5 citas de más de 15 minutos cada una.

Con este cambio adquirió el hábito de respetar un horario para comer cuando era necesario.

✓ En el restaurante elegía siempre una ensalada y dos primeros, evitando el postre.

De este modo, se olvidó de los alimentos con más grasa y a menudo más difíciles de digerir.

✓ Destinaba 15 minutos cada noche a prepararse un batido energético para el desayuno y dos tentempiés de fruta para llevar en el bolso.

Con esta rutina empezó a sentir cada vez más energía y al llevar la fruta en el bolso no tenía excusa para no tomarla.

Por otro lado, en ocasiones hay personas que mejoran al seguir una dieta porque se liberan de una responsabilidad mental, digamos que da la sensación de que a partir del momento en que siguen una dieta se entregan a ella y dejan de escuchar a su cuerpo. Ya no depende de ella misma, sino del menú prescrito. Hay quien necesita esta liberación. Es algo que he observado especialmente en personas que suelen controlarlo todo al 100 %, hacer las cosas perfectas. A veces cuando no puedes controlar tu vida porque es un imposible, te enfocas en intentar controlar lo que puedes y la comida puede ser una de esas cosas.

CUANDO TU ESTÓMAGO COMPLETA EL CUBO DE RUBIK

Para hablar de nutrición que renueva tu estómago, hay que hablar de nutrición integral, y eso incluye la parte emocional.

Hemos visto que nuestro estómago es una maravillosa máquina que tiene una flexibilidad que deberíamos modelar, así todo nos iría mejor. Si un día comes menos, se encoge, si un día comes más, se expande. Es fuerte y al mismo tiempo sensible a ciertos productos irritantes, y tiene un aspecto emocional muy intenso.

Recordemos que el aparato digestivo es nuestro segundo cerebro ya que en él existen alrededor de 100 millones de neuronas, más de las que tiene tu columna. Esta red de conexiones neuronales es la que permite el vínculo entre tu cerebro y tu sistema digestivo. Cuando comemos alimentos y éstos llegan al estómago se segregan muchas hormonas, algunas de ellas ya las conoces como la leptina y la grelina, otras, como el péptido GLP1, disminuyen los niveles de glucosa en sangre y favorecen la contracción del estómago. También la colecistoquinina (CCK) actúa reprimiendo tu apetito cuando detecta grasas o proteínas en los alimentos, y la bombesina, que reduce la ingesta.

Pero, más allá de estas funciones, sin duda importantísimas, hay una conexión que me apasiona y es que, según la revista *Science*, tenemos un comportamiento más agresivo o irritable cuando nuestro estómago está vacío. La explicación deriva de que la dieta supone el principal suministro de triptófano, un aminoácido que nuestro cuerpo necesita para producir neurotransmisores que, a su vez, controlan las emociones en el cerebro. Se trata de la serotonina, bien conocida como la hormona del bienestar: Así que a partir de este momento sabes que cada vez que no comes tus niveles de triptófano y de serotonina disminuyen y, con ello, aumenta tu agresividad. Según la revista *Science*, mostramos un comportamiento más agresivo cuando tenemos el estómago vacío.

¿Recuerdas tus nervios en el estómago antes de un examen? ¿Y antes de una cita? ¿O cualquier cosa importante en la vida? Ten en cuenta que el 90 % de la serotonina, la hormona de la felicidad, se fabrica en el intestino.

En 1896, Leopold Auerbach, un neurólogo alemán, descubrió dos capas de células nerviosas cercanas a un trozo de intestino diseccionado. Su curiosidad le llevó a observarlas al microscopio y vio que se trataba de una red muy compleja, aún no lo sabía, pero fue el primero en observar al «segundo cerebro», que se describió en 1996.

Por tanto, nuestro estómago es inteligente, sí, pero y ¿es capaz de digerir las emociones? No siempre, hay situaciones que se te hacen duras que no las aceptas y, por tanto, no puedes digerirlas, al igual que algunos alimentos.

Por ejemplo, un estreñimiento crónico puede ser debido a una carencia de serotonina, te vuelve pesimista y, además, disminuye el deseo sexual.

Hace tan sólo una semana, venía a mi consulta una chica joven que llevaba un mes de tratamiento conmigo. Vino porque padecía muchos dolores de estómago y todo le sentaba mal, además tenía una sensación de plenitud constante en el estómago. En un par de semanas había mejorado muchísimo, todo iba genial, hasta que la semana pasada tuvo un problema emocional. Se sentía muy triste por haber tenido que tomar una decisión que le costaba «digerir» y sus problemas de estómago volvieron sin pensárselo dos veces, como si hubieran estado observando en un rincón, al acecho para aparecer a la primera de cambio.

Quien ha usado alguna vez algún ansiolítico para calmarse o ha tomado medicación para aliviar una contractura conoce la sensación de sueño que producen, pues este efecto se desencadena de forma natural en tu cuerpo si cuidas tu vientre. Las neuronas de tu estómago segregan «benzodiacepinas», moléculas que has tomado para calmar tu ansiedad en forma de ansiolíticos.

Por eso, insisto en que escuchemos sus señales para lograr estar más saludables y equilibrados porque, como acabamos de ver, un 90 % de tu bienestar depende de tu aparato digestivo. Pero no sólo eso, si cuidas tu vientre mejorarás:

✓ Tu piel (dermatitis, psoriasis, acné…).

✓ Tu calidad de sueño.

✓ El síndrome de colon irritable.

✓ Tu estado de ánimo.

✓ Desarrollarás más comprensión, más paciencia y serás más intuitivo.

Escuchar y detectar aquellos alimentos que te sientan mal, así como las emociones que te producen es de vital importancia para lograr la deseada paz mental y física.

Y aquí debemos ser concisos y no dejarnos guiar por los gustos que creemos tener y, en verdad, no tenemos.

Recuerdo muy bien la época en que quise dejar de consumir leche, me encantaba la leche de vaca, eso pensaba yo. Entonces, fui observando que la mayor parte de las veces que preguntaba a las personas qué tomaban durante el día, cada vez que me hablaban de la leche, la tomaban con café, cacao… Entonces, me pregunté a mí misma si realmente me gustaba la leche, y la respuesta fue que no. Lo que me gustaba en verdad era el producto que compraba asociado a ella, lo que creo se llama «venta cruzada», que era el cacao que ya sabemos que al contener azúcares crea adicción.

Probé la leche sola y no me gustó, probé el chocolate puro y sí, y así pude dejar la leche sin problema alguno. Entonces, fui preguntando a cada una de las personas que venían a la consulta si les gustaba o no la leche. Su respuesta inicial en la mayoría de los casos era que sí, pero al compartirles mi experiencia personal caían en la cuenta de que les pasaba lo mismo. Así pude ir al grano en este asunto tras conocer la verdad, como me dijo una de mis mentoras Lorena Pérez, «la verdad te hará libre».

Y éste fue el comienzo para deshacer adicciones, porque empiezas a entender las asociaciones positivas que has generado en tu cerebro con diferentes alimentos, y en ocasiones los tomas por hábito y no porque realmente te guste el alimento en sí.

Por aquel entonces me enteré de muchos aspectos del esquema de la mente. Por esta razón, supe que sólo el 12 % corresponde a nuestra parte consciente y el 88 %, al subconsciente. Es en esta parte subconsciente donde precisamente tenemos implantados nuestros hábitos y todas aquellas asociaciones positivas y negativas de toda nuestra vida, y buscando en él podemos encontrar sorpresas del tipo:

Personas que fuman porque han asociado fumar a un momento de «obligarse a parar para fumar», luego asocian fumar-relax.

Personas que beben porque han asociado el momento de tomar alcohol con cerrar un acuerdo de negocio, luego asocian alcohol-éxito.

Personas que toman café porque han asociado el momento de tomar café con quedar con un buen amigo y salir renovado tras la charla, luego asocian café con energía renovada.

Si logras escuchar, conocer e interpretar y respetar a tu sistema digestivo, habrás logrado completar tu propio cubo de Rubik.

Test: Averigua en qué fase estás

1. Me molesta la parte alta de mi estómago:
Te preocupas demasiado por los demás.

2. Siento molestias debajo del ombligo:

Te preocupas por lo que sucede y sientes miedo de que ocurra algo.

3. Me duele la parte baja de la tripa:

Crees que preocupándote demasiado podrás hacer desaparecer tus problemas actuales.

4. A menudo tengo acidez y náuseas:

Estás reaccionando de forma negativa.

5. Tengo digestiones muy pesadas:

Estás evitando cambios en tu vida que debes realizar.

Debemos aceptar los acontecimientos y las situaciones que están aquí para hacerte crecer: La aceptación permite transformar los «problemas» en experiencias y la tensión y presión desaparecen.

QUÉ HAY DETRÁS DE LAS COMBINACIONES Y RACIONES IDEALES

La combinación ideal es aquella que tras tomarla hace que no notes tu digestión, y la ración ideal es la que te ayuda a mantener tu peso estable permanentemente.

Luego, has de valorar en qué momento del camino te encuentras hoy. Si ya tienes un peso saludable, muy probablemente tus raciones sean las adecuadas, si no es así hay que poner el foco en regular tus raciones.

Lo mismo para las combinaciones. Si actualmente tus digestiones son maravillosas y estás sano y en tu peso, muy probablemente las combinaciones que realizas son las que le van bien a tu cuerpo. Si no es así, has de poner el foco en las mezclas que realizas.

¿Te ha pasado alguna vez que varias personas te hablan al mismo tiempo y no te enteras de nada?

El otro día haciendo *zapping* por la tele apareció un programa tipo debate donde más de 5 personas hablaban al mismo tiempo en voz alta, no escuchaba nadie. En sólo un minuto me generó dolor de cabeza.

A mí me pasa a menudo, mis hijos empiezan a hablar los dos a la vez y miro a uno y a otro, pero no logro entender. Quiero prestarles la misma atención a ambos, pero no es una atención plena como merecen.

Cabe pensar que a nuestro cuerpo le sucede lo mismo cuando comemos muchos tipos de alimentos diferentes mezclados entre sí. Es demasiada información al mismo tiempo y cada una de ellas con una forma de digerirse y de asimilación diferentes, no sólo químicamente sino también de lugar.

Por tanto, creo que casi siempre es más favorable y, especialmente cuando tienes problemas digestivos, comer más cantidad de un mismo alimento que pequeñas cantidades de varios de ellos a la vez. Una alimentación equilibrada consiste en tomar una variedad suficiente de alimentos, pero no significa que se tengan que comer todos a la vez.

POR QUÉ TANTAS TEORÍAS

Hay tantas teorías como tipos de personas. En la búsqueda del bienestar, no todos lo encontramos del mismo modo, y al igual que existen múltiples religiones, existen muchas formas diferentes de alimentarse. La mayoría de veces esto se ve influenciado por las costumbres y por el tipo de alimentos de la zona.

Recuerdo cuando estuve en el sur de Inglaterra. La chica de la casa donde viví me preguntaba acerca de las costumbres alimentarias y de la paella. Y una vez le comenté que mi madre hacía paella con conejo y caracoles. Ella puso cara de espanto y me presentó a su mascota, era un precioso conejo blanco. Es difícil entender por qué en ciertos lugares comen cucarachas fritas, en otros pescados crudos, unos comen raíces, hay quien considera sagrados a la vaca y al cordero, y en otros lugares no se respeta a ningún animal.

Con respecto a las teorías de las mezclas alimentarias hay que ver qué propósito se persigue detrás de cada una de ellas porque no es lo mismo el propósito de mejorar la absorción del hierro (para lo que conviene mezclar ese alimento rico en hierro con otro rico en vitamina C), que pretender reducir la flatulencia (para lo que no se recomienda mezclar un ácido como el limón, por ejemplo, con hidratos de carbono como el arroz).

Los niños hacen separación de forma instintiva y natural. ¿Quién no ha visto a su hijo quitar del arroz todos los tropezones?

El fisiólogo ruso Paulov demostró que cada tipo de alimento produce un funcionamiento diferente en las glándulas digestivas. La eficacia del jugo gástrico varía con los alimentos que consumimos: se forma jugo ácido cuando tomas carne, y prácticamente neutro cuando tomas pan, varía el pH.

Luego, vale la pena aplicar la regla zen: «menos es más». Cuanta menos mezcla, más fácil será la digestión.

Por otro lado, es importante conocer, como ya hemos visto, no sólo la mezcla sino la calidad del alimento, la cocción y la vida del mismo.

Ann Wigmore diseñó un modelo de alimentación llamado The Living Foods Lifestyle®, en el que pone el foco en el consumo de alimentos vivos para mantener la salud y para curar, ya que vivió en sus propias carnes la enfermedad. Cuando era niña, la Dra. Ann aprendió sobre la curación natural de su abuela, que utilizaba plantas, pastos y hierbas para curar a los soldados heridos en la Primera Guerra Mundial. Cuando, a los 50 años, se enteró de que tenía cáncer de colon, comenzó a alimentarse de verduras, semillas y granos mezclados. En un año, estaba libre de cáncer. Luego, cabe también tomar conciencia de qué cantidad de alimentos muertos y vivos tomamos cada día.

Cuando te alimentas, compras los alimentos, los cocinas, decides los ingredientes de una receta, estás tomando decisiones en cada momento, en cada elección, y de esa elección depende tu salud en gran medida, ya que no todos los alimentos son aptos, como ya hemos visto. A veces compramos alimentos que tienen poco de nutritivos y, en ocasiones, con el fin de enriquecer nuestros organismos mezclamos alimentos que los empobrecen porque son incompatibles.

Algunos ejemplos de combinaciones que empobrecen:

1. Mezcla de espinacas y alimentos ricos en calcio, como por ejemplo el queso:

Las espinacas son ricas en oxalatos, que impiden la absorción del calcio.

2. Mezcla de alimentos ricos en magnesio y bebidas refrescantes:
   Los refrescos son ricos en fosfatos, que impiden la absorción del magnesio.

3. Hidratos de carbono y alimentos ácidos:
   Los ácidos modifican el medio necesario para la digestión de los hidratos de carbono que requieren un medio alcalino, la digestión será muy lenta.

4. Proteínas con azúcares:
   Las proteínas pasan varias horas en el estómago, en cambio, los azúcares se digieren muy rápidamente. Su tiempo medio de estancia en el estómago no supera los 30 minutos, cada vez que los tomas juntos, los azúcares permanecen en tu estómago más tiempo del que necesitan y fermentan, lo que se puede traducir en gases.

5. Grasa y dulce:
   Por dos razones, la primera, que las grasas también tienen un proceso de digestión muy largo, y los azúcares muy rápido porque se paraliza su digestión y también fermentan. Y la segunda es que resulta una mezcla adictiva, por eso suele encontrarse en muchos productos comerciales como la bollería industrial y su consumo supone un exceso de calorías sin nutrientes y aumento de peso.

PASAR DEL DICHO AL HECHO EN UN PLATO

Antes me he referido a la relación entre el agua existente en la tierra y en el cuerpo humano.

Mi teoría sostiene que debemos respetar la misma regla para simplificar nuestras digestiones, facilitar la absorción y, por tanto, nuestra vida.

Si deseas mejorar tus digestiones:

Para ponerla en práctica debemos establecer la regla de la sonrisa, se trata de elegir cada vez un solo alimento «materia» es decir, seco o bajo en agua y las otras tres partes serían de alimentos ricos en agua.

👋 Qué alimentos son secos o tienen un contenido bajo en agua:

- Carne
- Pescado
- Legumbres
- Semillas
- Frutos secos
- Quesos
- Pasta
- Pan

👋 Qué alimentos son ricos en agua:

- Frutas y verduras

Test: Averigua si tus recetas son adecuadas

1. Añado limón a todo:

    a. Siempre.
    b. A veces.
    c. Nunca.

2. Hago unas ensaladas que llevan de todo:

    a. Siempre.
    b. A veces.
    c. Nunca.

3. Siempre añado chorizo a las lentejas:

    a. Siempre.
    b. En ocasiones.
    c. Nunca.

4. Si no como con pan, es como si no comiera:

    a. Sí, siempre.
    b. A veces.
    c. Nunca.

5. Me encanta la pasta con tomate y atún:
 a. Sí, mucho.
 b. Como sólo a veces
 c. Nunca como.

Resultados:

4 o más respuestas a: Te acabas de dar cuenta de que tus combinaciones son la causa de algunas de tus molestias.

4 o más respuestas b: Tus mezclas no son perfectas, pero no están mal.

4 o más respuestas c: ¡Enhorabuena! Tus combinaciones son acertadas para ti.

Capítulo 7

DESCUBRE TUS PROPIAS RECETAS PARA TODA LA FAMILIA

¿Qué ha pasado con esos pucheros hechos en cazuelas de barro y cocinados a fuego lento de nuestras abuelas?, ¿qué ha pasado con el pan casero recién hecho que duraba más de una semana?

¿Cómo se las apañaban nuestras abuelas sin congelador, sin microondas, sin robot de cocina, sin servilletas de papel, sin saborizantes para la carne o sin pastillas para «enriquecer» el caldo?

A mí se me hace la boca agua sólo con pensar en el olor de un guiso hecho despacio y sin prisa, con ingredientes frescos y naturales que no necesitan nada más para dejarte el estómago como dice mi madre «apañado».

No sé exactamente en qué momento dejamos de heredar cosas tan importantes como las recetas familiares de diario, las curativas, incluso cómo alimentar a los hijos en sus primeros días. La alimentación no va en la genética, sino que se hereda de generación en generación a través de la observación, la charla y el amor. Pero en algún momento nos hemos perdido algunos capítulos de esta materia que no se enseña en el colegio, se aprende de la vida y para la que se requiere algo que parece que escasea últimamente, tiempo.

En el momento en el que crees que necesitas lo que no necesitas, estás perdido, pero por suerte la vida es como el Camino de Santiago, puedes salirte del sendero marcado y perderte un rato. Después, si quieres, siempre encuentras una señal que indica el camino correcto para llegar al destino, siempre estás a tiempo de seguir caminando por donde lo dejaste.

Recuerdo cuando di a luz a mis hijos. Había leído mucho sobre cómo dar la teta, pero apenas había visto hacerlo a nadie. Las mujeres a menudo se esconden, no podemos aprender unas de otras si nos escondemos. Cuando llegó el momento, me di cuenta como pasa siempre en la vida en que sólo sabes teoría, que no sabía nada. Entonces, y gracias a la vida, tuve la grandísima suerte de dar a luz en un lugar muy especial llamado Acuario Maternidad. Allí las matronas me ofrecieron ayuda práctica de principio a fin. Así pude fusionar la teoría con la práctica y mi lactancia, que continúa hoy tras casi 9 años desde aquel primer día, está siendo exitosa y feliz. Por esta razón, me prometí no esconderme y ofrecer mi experiencia y mi práctica a toda mamá que lo necesitara.

Hacer un guiso es exactamente lo mismo, puedes leer los libros de recetas que quieras, puedes saber toda la teoría de mezclas, combinaciones, propiedades, puedes ser un genio en conocimientos culinarios o dietética, pero hasta que no te pones manos a la obra no eres consciente de que el aprendizaje verdadero no está fuera sino dentro de ti y que necesitas practicar, probar, ver a tu madre cocinar, compartir, y sobre todo dedicar tiempo y amor a todo lo que hagas.

¿Acaso hay algo más importante que nutrirte a diario? Y no sólo hablo de alimentos, sino también de palabras, sentimientos, besos, inspiración, motivación, deseos, sueños. Te hablo de lo que te mueve cada día, y es un conjunto de cosas positivas que te despiertan a querer seguir vivo para disfrutar de lo que de verdad importa, te hablo de la felicidad.

QUÉ SON LAS RECETAS IDEALES

Las recetas ideales son aquellas que te aportan lo que necesitan en cada momento, las que te aportan energía a primera hora del día, pero energía que dure porque tienes que hacer muchas cosas en la mañana, las que te permiten restablecer tus fuerzas y desconectar un rato a mediodía, las que «te apañan el estómago», como dice mi madre, las que te permiten tener energía para jugar con tus hijos o hacer deporte, las que te facilitan tener digestiones tan ligeras que si ni siquiera las percibes, las que te dan sueño cuando es hora de dormir y que te activan cuando necesitas seguir, las que te permiten mantener tu peso y las que evitan que te contagies de un resfriado, las que te hacen no sudar en verano y no tiritar en invierno, ésas son las auténticas recetas saludables.

POR QUÉ SEGUIR LAS REGLAS HIPOCRÁTICAS

Hipócrates, considerado el padre de la medicina, estableció un juramento para honrar la profesión de los médicos y a su vez proteger la salud del enfermo.

Él confiaba plenamente en la capacidad de la autocuración del cuerpo y nos dejó como legado unos prefacios referentes a la dieta, en los que se pueden asentar las bases para una alimentación saludable.

«Más vale prevenir que curar».

Eligiendo alimentos sanos, frescos y naturales estás previniendo.

«Que la dieta sea tu alimento y el alimento tu medicina».

Eliminando los «no alimentos» y tomando alimentos medicina.

«Cuanto más alimento dieres a un estómago cargado de impurezas, más agravarás el mal»

Evitar aquellos alimentos que dejan «impurezas» y limpiar las que ya hay acumuladas.

Se ha hablado mucho acerca de la dieta hipocrática cuyos principios radican en consumir alimentos vivos, de temporada y en diferentes modos de cocción dependiendo de la época del año.

Estoy convencida de que, cuando sigues estas reglas, cuando tu cuerpo recupera su equilibrio, cuando todas tus hormonas trabajan para ti, se establece una conexión en tu cuerpo equiparable a cuando enciendes tu wifi y tu conexión a Internet fluye. Es lo que yo llamo «el efecto wifi orgánico».

PASAR DE TU RECETARIO HABITUAL A TU RECETARIO «EFECTO WIFI ORGÁNICO»

«Donde entra el sol, no entra el médico».
(Proverbio)

Como seres humanos podemos comer casi cualquier alimento, pero el hecho de que podamos consumirlos porque a corto plazo no nos va a ocasionar un problema de gravedad no quiere decir que todos sean igual de beneficiosos. A pesar de nuestra enorme flexibilidad para poder comer de todo, se ha demostrado que existen ciertos grupos de alimentos de los que no podemos prescindir: las verduras y las frutas.

Hoy en día muchas personas vivimos sin consumir productos de origen animal y podemos gozar de buena salud, cosa que no ocurre a la inversa. Pongamos como ejemplo a los habitantes de Alaska, quienes debido a su clima y condiciones consumen una dieta prácticamente basada en pescado y sufren muchas enfermedades crónicas.

Existe una relación directa entre el consumo de carne y una disminución de la esperanza de vida. Éste es el caso de los lapones, los groelandeses y las tribus rusas, que son los pueblos que más carne consumen del mundo y cuya esperanza media de vida ronda los 30 años.

En cambio, pueblos como los vilca bombais, los abkhazes y los hunza, que consumen una dieta altamente vegetariana, son conocidos por ser los más longevos del planeta y por no conocer la enfermedad. Estos datos nos dan pistas acerca de lo beneficioso que puede resultar alimentarse con mayor cantidad de vegetales.

	ORIGEN VEGETAL	ORIGEN ANIMAL
Colesterol	NO	SÍ
Curativos	SÍ	NO
Antioxidantes	SÍ	TRAZAS
Detox	SÍ	NO
Diuréticos	SÍ	NO
Remineralizantes	SÍ	NO, DESCALCIFICANTES
Clorofila (energía del sol)	SÍ	NO

ALGUNOS SECRETOS SOBRE EL DESAYUNO

Siempre se ha oído decir, «desayuna como un rey, almuerza como un príncipe y cena como un mendigo».

Luego, se entiende que el desayuno debe ser especialmente una comida rica pero no en cantidad sino en calidad y, como siempre depende de cada persona y su metabolismo, en el desayuno se requiere consumir un tipo de alimentos más que otros, pero a modo general diremos que necesitamos energía de larga duración, vitaminas, minerales y agua.

PERO Y ¿QUÉ NO NECESITAMOS?

Hay tres enemigos de tu peso saludable y, por tanto, de tu salud de los que aún no te he hablado porque, al igual que hay alimentos que te ayudan a la pérdida de peso, hay otros muchos que actúan como almacenadores de grasa y que a menudo son tomados en el desayuno. Éstos son:

PAN INTEGRAL

La mayor parte del pan que se vende como integral no lo es. Para serlo ha de estar elaborado con harina integral al 100 %, sin embargo el que compramos suele estar hecho de harina blanca a la que le han añadido salvado de trigo y éste puede irritar. Además, como ya hemos visto, si tomas harina blanca (que es un refinado) se elevan los niveles de azúcar en sangre, enviándole el mensaje a tu cuerpo de que tiene que almacenar todo lo que comas en forma de grasa.

MARGARINA

Es una grasa manipulada a la que se le añade hidrógeno, puede aumentar el riesgo de padecer enfermedades cardiovasculares porque aumenta el colesterol LDL y reduce el HDL, además, te hará subir de peso. Si hay que elegir entre mantequilla y margarina, elige mantequilla porque al menos es natural. Si hay que elegir entre mantequilla y aceite de oliva, elige aceite de oliva y tu salud te lo agradecerá.

ZUMOS ENVASADOS

Son productos con alto contenido en azúcar y apenas nutrientes pues se pierden en su proceso de elaboración. Asimismo, al elevar los niveles de azúcar en sangre, ya sabemos qué orden están enviando al cuerpo.

No sustituyen a la fruta, pueden producir diarrea y malas digestiones. Los niños de edad preescolar que toman 2 vasos al día sufren con más frecuencia obesidad y retraso del crecimiento, debido al exceso de azúcar. También dañan el esmalte dental.

¿Quién ha desayunado alguna vez pan integral con mantequilla y zumo envasado?

Si es así, has desayunado con tus peores enemigos. Cada vez que desayunas con alguno de estos alimentos pones a tu cuerpo en modo «ahorro enfermizo».

QUÉ ES EL EFECTO «ALOQUEPI»

Este término se lo debo a todas aquellas personas que me han visitado con el propósito de controlar su alimentación.

A menudo, mientras les realizaba la entrevista para conocer sus hábitos alimentarios, me resultaba muy curioso que cuando les preguntaba: «¿Qué sueles comer a mediodía», me respondían: «La mayor parte del días abro el frigorífico y como lo que pillo».

Y ése es el efecto «aloquepi», comer cualquier cosa que encuentres o tomar las sobras del día anterior o los restos de los platos de tus hijos…

POR QUÉ TANTAS PERSONAS SE ALIMENTAN «ALOQUEPI»

Es muy típico de las personas que viven solas y que trabajan fuera de casa, llegan con prisa, cansadas y no tienen la obligación de cocinar para nadie más por lo que a veces se dejan llevar por aquello que más les seduzca del frigorífico, despensa o congelador.

Incluso me he encontrado con personas que me cuentan que comen de forma muy organizada los días de la semana porque sus hijos comen en casa, preparan su ensalada, su guiso… en cambio, el fin de semana si sus hijos no están no preparan nada y comen cualquier cosa.

Sin embargo, me ha pasado lo mismo con personas que incluso preparaban la comida para el resto de su familia y no para ellos, es como quedarse en segundo plano a todos los niveles, por cansancio, pereza y otras por miedo a comer lo mismo que los demás y con ello engordar. Hay una leyenda urbana extendida de que para cuidar el peso hay que tomar sólo alimentos a la plancha y eso lleva a muchas mujeres al agobio al tener que preparar varias comidas para la familia, y por ese motivo a veces no se preparan nada y acaban comiendo «aloquepi».

Alimentarse de este modo genera malestar, desorden, culpa y a menudo un aumento de peso inesperado.

PASAR DEL «ALOQUEPI» AL «WIFI ORGÁNICO» FÁCILMENTE

El primer paso para hacer la transición sin esfuerzo empieza por la compra.

Es muy típico cuando analizo lo que consumen mis clientes que a menudo me comentan que después de comer, o cuando se levantan de la siesta o tras la cena, les entra un deseo muy fuerte por comer algo dulce y, al final, acaban comiéndoselo y luego sienten culpa porque en realidad no querían tomarlo. Entonces, yo les pregunto: «¿Por qué te lo comes si en realidad no querías?». A lo que me responden: «Porque me apetecía mucho». Y yo les digo: «No te lo comiste porque te apetecía, sino porque lo tenías».

Y es que cuántas veces has ido a comprar con tu lista en mano y con la mente firme en comprar sólo lo que tienes que comprar, y te dices a ti mismo: «Hoy son 3 cosas, no necesito más» y por algún motivo misterioso y sin aparente explicación acabas comprando 3 veces 3 y sales con un carrito lleno hasta arriba de productos que en realidad no necesitas y, por tanto, haces un gasto extra no planificado. Y estos productos aterrizan en tu casa y a partir de ese momento tiene lugar una batalla campal entre ellos y tú en la que siempre acaban ganando ellos.

Antes, solía comprar chocolate negro, que me encanta, sólo por si algún día me apetecía, lo tenía ahí reservado para tomar una onza de vez en cuando. Después de cenar, con la cocina recogida, me sentaba un rato en el sofá y mi mente empezaba a mandarme mensajes como si de whatsapp se tratara: «Uy, que cansada estás, necesitas relajarte, ve y cógete una onza de chocolate, de ese que te gusta tanto, con el día que llevas…, sin parar, es que ¿no te mereces una sola onza de chocolate que además es puro? Vamos si es sólo una y ya está». Y acababa obedeciendo sus órdenes, pero después de comerme una me parecía poco y entonces iba por otra y suma y sigue. En mi caso, cuando tomo este tipo de producto se me altera el sueño y me da taquicardia. Una noche, comí tantas onzas que luego no podía dormir y encima me dio un dolor de tripa tremendo. A partir de ahí, dejé el chocolate en el supermercado y al no tener en casa no comía, lo sustituí por tomarme un dátil y escuchar un audiorrelajante justo a esa hora. El resultado ha sido más calma, mejor calidad del sueño y mucha más energía a todas horas.

Es interesante saber dónde compras, cómo compras y qué compras. Este aspecto cobra vital importancia si pensamos que comemos lo que tenemos en casa y, como tenemos en casa lo que compramos, merece especial atención este último aspecto.

Cuando era pequeña no había supermercado cerca de casa, mi madre compraba en una de las tiendas del pueblo donde la tendera te iba dando lo que le ibas pidiendo según la lista. A menudo todo estaba amontonado y ella sabía perfectamente dónde tenía cada cosa, pero tú no tenías ni idea. La fruta y la verdura siempre la comprábamos en el mercadillo local, donde también te atendían personalmente.

A mí me impresiona y me fascina cada vez que voy al mercadillo y veo las ganas, la motivación, la energía de las personas que venden, son auténticos vendedores de pura cepa y además lo hacen con una gracia tremenda.

Sin embargo, puedes comprar unas ristras de ajos porque te las venden al pasar 3 por euro, puedes venirte a casa con un romanesco que «está saliendo buenísimo» según la vendedora, con unas fresas recién cogidas que tras darte una a probar ves que es cierto y que te las llevas a casa… y puede que acabes comprando cosas no anotadas en tu lista, es cierto. Sin embargo, esto podemos controlarlo, en cambio, en un supermercado, el control es mucho más difícil.

Nos hemos acostumbrado a ir a locales donde hay todo tipo de productos. Coger el carro e ir llenándolo se ha convertido en algo normal, en algo que ya muy pocos pueden pasar sin hacer una vez o más a la semana: es el hábito de comprar en el supermercado.

Pero, no nos han enseñado a comprar en estos sitios, no nos han dado manual de instrucciones ni pasos a seguir. Por el contrario, has repetido la misma secuencia durante mucho tiempo, vas tal día de la semana, a tal hora, empiezas por la sección de tal producto y acabas por tal otra, has creado un piloto automático en tu mente subconsciente, has diseñado un hábito.

Y es en el súper donde sí puedes decir «no» a esos alimentos que quieras o necesites evitar en tu alimentación, porque siempre es más fácil decir una vez «no» y no volver a verlos, que decir «sí» al principio y tener que decir «no» 2 o 3 veces al día durante 7 días.

¿Qué hacer para sobrevivir?

Vamos por pasos:
1. **Planificación.** Para hacer una compra saludable, previamente hay que organizar y planificar un menú saludable para la semana. ¿Puedes escribir en la tabla platos saludables que desees comer durante la semana siguiente? Hazlo ahora.
2. **Lista de la compra.** Para poder realizar el menú saludable hay que comprar los ingredientes para cada receta. ¿Puedes escribir al lado de cada plato los ingredientes que utilizas para cada receta?
3. **Ingredientes sanos y frescos.** Para comer platos saludables necesitamos alimentos frescos y sin compuestos químicos. ¿Puedes revisar si cada ingrediente de los que has anotado es fresco y está libre de química?
4. **Eliminar tóxicos.** Para poner en modo «on» tu efecto wifi orgánico, ¿puedes tachar de tu lista los alimentos que consideres, por lo que ya has aprendido, que no te van bien?
5. **Sustituir enemigos por amigos.** Para completar tus recetas debes sustituir los ingredientes que has tachado por otros que sí te van bien, ¿puedes anotar qué otros pueden servirte?

6. Bien, ya casi está. Ahora revisaremos tu recetario y veremos cómo adaptarlo al efecto wifi.

Puedes empezar con lápiz para poder borrar, hasta que hagas el último paso.

Tabla para diseñar la compra:

L	M	X	J	V	S	D
D	E	S	A	YU	N	OS
A	L	M	U	ER	Z	OS
C	O	M	I	D	A	S
M	E	R	I	EN	D	AS
C	E	N	A	S		

7. Test: Revisa tu nivel de alimentación estilo «aloquepi»

Haz un listado de los platos de tu recetario habitual. A continuación, anota los ingredientes que pones para elaborarlos, por ejemplo:

Plato: ingredientes

Ejemplo para transformar:

Lentejas estofadas: lentejas, trocito de jamón, cebolla, patata, chorizo, zanahoria, tomate envasado, aceite, sal.

Ahora vamos a transformarlas, siguiendo las reglas del efecto wifi orgánico(ewo)

1. Todos los ingredientes deben ser frescos.
2. Todos los ingredientes deben ser naturales.
3. Se aconseja que las verduras y frutas sean de cultivo ecológico.
4. Se recomienda que los productos de origen animal sean biológicos o «caseros», de confianza.
5. Los cereales y las pastas deben ser integrales.
6. Las formas de cocinado aconsejadas son el vapor, el escaldado, la cocción a fuego lento, la plancha.

7. Como endulzantes se aconsejan el sirope de arce, estevia o miel.
8. Cada plato sólo debe contener un ingrediente principal seco o bajo en agua: carne, pescado, huevo, queso, legumbres, frutos secos, cereales, pasta.
9. Y combinamos con varios alimentos y varios ricos en agua.
10. Acompañaremos siempre con algún alimento vivo y crudo como, por ejemplo, los que contiene una ensalada,
11. Vamos a transformar tu recetario, anótalo a continuación,

Plato: ingredientes

Lentejas estofadas ewo: lentejas, cebolla, puerro, judías verdes, zanahoria, tomate seco, aceite de oliva virgen, sal marina integral, laurel.

Aquí he señalado el plato anterior como contenía 3 alimentos bajos en agua y se han eliminado y cambiado por otros siguiendo las reglas del wifi orgánico.

Ahora, haz lo mismo con cada una de las recetas que habías anotado anteriormente y transforma tu recetario. ¡Ponte a ello ya!

Ya tienes tu lista de ingredientes. Ahora sí puedes ir a la compra. Veamos algunos trucos para que todo vaya bien. Y pensarás, «Pero si yo casi siempre llevo mi lista de la compra, entonces, ¿por qué termino con el carrito lleno de alimentos que no llevaba anotados?».

Cierto, tener una lista de la compra no evita que cojas esos alimentos que no deseas, porque en un supermercado todo está estudiado: desde tu comportamiento hasta la luz y la colocación de los productos mediante las estrategias de venta. Se ha comprobado que un porcentaje muy alto de decisiones de compra se toman en el mismo supermercado, puede que el 50 %. Conocer algunas de estas fórmulas es interesante para controlarlas. La próxima vez que vayas, observa los espacios y a ti mismo. Nada más entrar no sueles caer en tentaciones de alimentos no saludables porque aún tu fuerza de voluntad está al 100 %. Por eso, primero vas a encontrarte alimentos necesarios, los que tenías en tu lista, pero sí puedes caer en las ofertas porque son «buenas para tu bolsillo» y es aquí donde las suelen colocar. Casi siempre, una vez que ya tienes casi todo lo que necesitas, curiosamente te faltan un par de productos que no están donde deberían estar. Así que están mal colocados. Te ves obligada a seguir avanzando por los pasillos y tu fuerza de voluntad se va debilitando, y eso lo saben bien ellos. En ese preciso momento en el que estás a punto de caramelo para caer en la tentación, ahí está ese producto colocado a la altura de tus ojos llamándote a cogerlo entre tus manos y ponerlo en tu carro. Y justo a la salida verás de nuevo «alimentos tentadores», sí ahí, en la misma caja, donde tu fuerza de voluntad es ya un cero patatero.

¿Qué puedes hacer?

Con el carrito de la compra:

✓ Para evitar tentaciones es muy recomendable comprar cada producto en su sitio especializado, por ejemplo, la carne en la carnicería, el pescado en la pescadería y la fruta y la verdura en la frutería. En este tipo de lugares sólo hay los alimentos que necesitas.

✓ Compra donde te atiendan para que no tengas que buscar nada. La mercadotecnia tiene estudiados al milímetro nuestros comportamientos a la hora de comprar, de modo que saben dónde colocar cada alimento «innecesario» para que esté a la vista cuando compres otro alimento «necesario» y acabes comprando cosas que en principio no pensabas. Por otro lado, cuanto más tiempo pases buscando te vuelves más débil a la hora de comprar sólo las cosas de tu lista, por lo que aumentan las posibilidades de comprar comida no saludable.

✓ Ir a comprar con el estómago lleno, después de comer por ejemplo es un buen momento. Comprar con hambre es igual a comprar cosas que no deberías.

✓ A la entrada evita las ofertas irresistibles del 2×1 o terminarás comiendo 2 en vez de 1.

✓ Utiliza la técnica de repostería en la confitería y helados en la heladería. Con esta regla me han educado mis padres. En casa no se compraban helados ni bollería, en cambio, podíamos comer cuando quisiéramos, pero había que ir a tomárselo fuera de casa. Esto permite asociar ese tipo de alimentos con situaciones puntuales y, al no tenerlos en casa, la frecuencia con la que se consumen es muy baja, sin embargo, da sensación de libertad y permiso para comerlo cuando quieras por lo que la ansiedad por consumirlos se reduce.

✓ Olvídate del «por si». Conozco a muchas personas que compran helados por si van sus hijos, que compran alcohol por si van amigos, que compran pizzas por si un día llegan con prisa… Al final el «por si» es otra excusa más para permitirse continuar con los mismos hábitos que tenías sin sentirse culpable por ello.

✓ Simplemente sigue tu lista de ingredientes saludables.

Guardando en casa:

✓ En el frigorífico, pon a la altura de tu vista y a la izquierda todos aquellos alimentos que siempre quieres comer porque sabes que son saludable, pero que acabas por dejarlos para último recurso porque no tienes hábito de consumo y al final se pudren antes de gastarlos.

✓ Utiliza una balda para disponer tu frigorífico en pequeños recipientes con los ingredientes necesarios de cada receta para cada día de la semana.

✓ Coloca un cartel con el día de la semana y una frase positiva que te motive.

✓ Cambia el orden. Seguro que antes tenía un lugar donde solías poner las golosinas o alimentos tentadores, cámbialos de sitio y en su lugar coloca alimentos frescos y sanos con un cartelito que diga: «Elijo comer saludable porque me merezco lo mejor».

QUÉ HAY DETRÁS DE LA COCINA RÁPIDA Y SALUDABLE PARA TODA LA FAMILIA

A mí me gusta especialmente el término «flexibilidad camaleónica» porque creo que debemos adaptarnos a la vida que tenemos, disfrutar y sacar el máximo rendimiento a la tecnología de la que disponemos y disfrutar de los placeres de la vida, ralentizar el tiempo para que los días no pasen sin pensar y sin sentir, sino que tengamos la capacidad de poder disfrutar del «no hacer» y saborear cada momento. Y sé que no es fácil preparar comida saludable con las prisas y el estrés. Soy consciente además de lo fácil que resulta comer cualquier cosa a cualquier hora, sé que la anarquía nutricional puede tener muchos adeptos «obligados» por el ritmo de vida, pero genéticamente soy optimista y una total defensora de la comida rápida y saludable.

Y cómo puedes hacerlo…

IDEAS CREATIVAS PARA ALMUERZOS Y CENAS CON EFECTO WIFI

Todo empezó un día que tenía bastante prisa. Estaba preparando la comida de mediodía y, cuando acabé, me di cuenta de que había hecho un cocido murciano de verano. Resulta que había puesto en la olla un trozo enorme de calabaza, pretendía reservarlo en la nevera, pero en vez de guardarlo lo puse en la olla por error. Luego lo trituré junto con un ajo y unas nueces y ésa fue nuestra cena. Sin pensarlo, fue como una «salvación» en la cocina, y más si tienes niños pequeños.

Se trata de hacer un trabajo por adelantado que pueda servirnos después para preparar otro plato. Es algo muy sencillo, práctico y rápido.

Vamos a ver una forma práctica de elaborar comida y cena a la vez. He aquí algunos ejemplos.

1. El día que haces lentejas con verduras, puedes poner un calabacín entero y una cebolla extra. Así, el primer plato de tu cena será crema de calabacín que puedes enriquecer con unos pistachos o huevo duro. Y ya tienes una cena lista.

2. El día que haces potaje de espinacas con garbanzos, puedes poner doble cantidad de garbanzos, con ellos prepararemos un hummus casero para cenar el día siguiente.

3. El día que haces un hervido de verduras al vapor, puedes poner doble cantidad de judías verdes, con ellas puedes preparar una ensalada de judías verdes, piñones, ajo y perejil para la cena del día siguiente.

4. El día que haces cuscús con verduras al vapor, puedes poner doble ración de verduras, después trocearlas, añadir ajito picado, hierba buena, aceite y sal, y ya tienes una rica cena para el día siguiente.

5. El día que haces paella de verduras, puedes cocinarlas al vapor o a la plancha para que lleven menos aceite, poner doble ración de verduras y después las rocías con especias como orégano, albahaca o las que más te gusten, así puedes preparar una rica tortilla de verduras para cenar.

Coge tu recetario ya transformado al efecto wifi y señala uno de los ingredientes que pueda ser reutilizado, añádele doble cantidad y disfrutarás de comidas y cenas saludables desde hoy mismo.

Capítulo 8

DESCUBRE CÓMO CONSEGUIR TU PESO SALUDABLE, UNA ESTÉTICA ENVIDIABLE Y UNA SALUD A PRUEBA DE BOMBAS *FOREVER*

Siempre me ha sorprendido leer testimonios de personas que tras ser diagnosticadas de una grave enfermedad han decidido dar un giro de 360° y han sobrevivido. Éste es el caso de Suzanne Powell, que explica cómo se curó en uno de sus libros *El cáncer: guía sencilla y práctica,* y Odile Fernández, que nos lo cuenta en su libro *Mis recetas anticáncer.*

Por otro lado, me encanta la antropología y me apasiona leer acerca de las formas de vida de las tribus más longevas del planeta y saber no sólo cómo es su alimentación, sino también su estilo de vida, sus hábitos.

Y yo me pregunto, ¿qué hace que una persona con unos hábitos determinados desarrolle una enfermedad y pueda lograr sanarla por medios naturales?

Mírate al espejo en este mismo momento, mira tus analíticas, observa tu piel, revisa tu humor, tu estado de ánimo, pregúntate cómo es tu casa, dónde trabajas, con quién te relacionas, qué haces en cada momento del día.

Bien, ahora, dime si la que ves en el espejo ¿es tu mejor imagen? Al mirar tus analíticas, pregúntate, ¿están los valores lo mejor que pueden estar? Al observar tu piel, ¿está suave, bien hidratada y con el mejor color que puede tener? Al revisar tu humor, ¿es siempre estable? Sigue preguntándote: tu estado de ánimo ¿te hace sentir bien? Al mirar tu casa, ¿qué ves en ella? Y tu trabajo ¿cómo te hace sentir? Y las personas con las que te relacionas ¿hacen que saques lo mejor de ti? Las cosas que haces en cada momento del día ¿son realmente las que quieres hacer o sólo son las que debes hacer?

Hay un proverbio que dice: «Como es un día, es tu vida entera».

Todo lo que has observado es el resultado de tus hábitos, esos hábitos que están grabados en ti y que dirigen tu día a día.

Y la última pregunta, ¿vives en la mejor versión de ti mismo?

Tómate unos minutos para escribir cómo es tu mejor tú, por dentro, por fuera, su estado de ánimo, qué trabajo tiene, con quién se relaciona, cómo es su casa, cómo viste, qué transmite…

Mi yo feliz es…

Si lo que has anotado ya lo tienes, si ya eres feliz al 100 %, si tienes una salud de roble, si tus analíticas están perfectas, si tu físico es el de un atleta, si siempre estás sonriente, en paz, si disfrutas con tu trabajo, si ya vives con tu yo ideal, por favor, no cambies absolutamente nada, pues ya tienes tu wifi orgánico activado.

Pero, si lo que has observado en el espejo es diferente a como te gustaría verte, si sientes que puedes ser mejor, que mereces una vida mejor, entonces te diré dónde está la clave para conectarte a tu wifi:

La clave está en tus hábitos.

POR QUÉ OTRAS VECES HE SUFRIDO EL EFECTO REBOTE

Siempre que empieza la operación «destape del verano» sucede la misma situación, muchas personas se plantean perder peso, cuidar su salud, hacer ejercicio, mejorar su celulitis porque llega el verano y hay que lucir tipo. Y viene la prisa por perder peso en tiempo récord para ponerse el biquini.

También la gente se ve obligada a adelgazar para la boda de amigas, hermanos… o para una fiesta especial.

Todo este tipo de motivaciones no dejan de ser temporales y pasajeras, por eso se sirven para conseguirlo de la dieta más rápida que haya en el mercado en ese momento, y eso es lo que durará el efecto, hasta que llegue el día de la boda o que pase el verano. Luego retomarás tus rutinas habituales y todo volverá a ser como era.

Los cambios de peso para tu cuerpo son peores que el mismo sobrepeso.

Para conseguir estabilizar tu peso y tu salud, tienes que tener una motivación personal que venga desde dentro, tiene que ser lo que se llama una «motivación intrínseca», que proceda de tu corazón, del deseo de cuidarte porque lo mereces, porque te quieres mimar, porque quieres agradecer a tu cuerpo todo lo que te permite hacer cada día: andar, respirar, ver, oír, sentir, reír, llorar, pintar, bailar… Vives dentro de un regalo muy especial, que tiene tanto valor que no se puede pagar con dinero. Cuando lo hicieron rompieron el molde. Tú eres un ser único y exclusivo, puede haber parecidos a ti pero como tú, ninguno.

Imagínate que la persona que más quieras en el mundo te regala hoy una joya única, de diseño, elaborada con los materiales más exquisitos. Además, la ha hecho a mano para ti. Esta joya es delicada y fuerte a la vez, sencilla y compleja. También posee unos mecanismos específicos en su interior que permiten que siga brillando, se autolimpia, se autorregenera. Asimismo, tiene la capacidad maravillosa de regalarte más joyas, que son también únicas y exclusivas nacidas de su interior, de forma que te aseguras la riqueza de por vida. ¿Cómo la tratarías? ¿A quién se la dejarías?

Toma conciencia de tu cuerpo, toma las riendas de tu vida, ama tu cuerpo por encima de todas las cosas y no dejes que otros decidan por ti.

¿POR QUÉ TANTAS PERSONAS AÚN NO DISFRUTAN DE SU WIFI ORGÁNICO?

En una ocasión, conocí a una chica que quería perder peso. El primer día de cada año se proponía empezar una dieta, pero eso la llevaba a dejar de fumar también y, además, para no pensar tanto en la comida y el tabaco empezaba a hacer ejercicio. También se apuntaba a una academia de inglés para conseguir el otro propósito del año. Nunca pasaba del primer mes, se frustraba, decía que era muy difícil todo y que ya le daba igual, tiraba la toalla, y «otro año será», añadía.

Es ya un tópico. Se acerca el principio de año y te haces una lista mental de las cosas que dejarás de hacer y de otras que empezarás a hacer. Te propones hacerlo justo el día 1 para empezar bien el año, y uno de los buenos propósitos es comer saludable y bajar de peso. Llega el día 1 y te plantea el primer gran reto: es fiesta, hay comida familiar y así no se puede, además, estás cansado por la Nochevieja, y venga, va, lo pospones al día siguiente, total, tampoco pasa nada por esperar un día más. El día 2 los niños aún siguen de vacaciones y, claro está, aún queda la cena del día de Reyes. Lo mejor es esperar a que pasen los Reyes y ya entonces sí que sí. Pasan los Reyes y, entonces, te quedan en casa un montón de sobras de lo que compraste para Navidad, que si turrones, bombones, quesos, el jamón que te mira cada vez que pasas por la cocina… Venga, mejor acabamos lo que queda para evitar tentaciones y la semana que viene empiezas… La semana que viene ya es casi final de mes, ufff… no vas a empezar nada a fin de mes, ya total esperas a principio de febrero y ésa será tu fecha clave.

El resultado es que sólo empiezas los cambios desde el pensamiento, desde la intención de hacerlos, pero nunca los haces.

¿Te suena? Cualquier día es igual de bueno que otro, de hecho, una vez alguien me dijo que el peor ladrón que hay en la vida de cualquier persona es uno mismo. Te estás robando tiempo de bienestar cuando sabes que tienes que hacer algo y no lo haces. Si de verdad quieres algo, di adiós a las excusas y di hola a la acción.

Por otro lado, hay veces que tenemos como dice mi abuelo «arranque de caballo y parada de burra» y, claro, cuando empiezas algo lo quieres dar todo, transformarte en un día, pasar del 0 al 100. La motivación está al máximo los primeros días y logras comer menos, resistir las tentaciones, hacer ejercicio, beber más agua, ir al gimnasio. Sí, lo logras, pero no pasas de la primera semana. Trabaja la flexibilidad contigo mismo, date un respiro. La autoexigencia te lleva al límite y éste te conduce al mismo lugar donde estabas. Piensa cuántos años, meses, semanas llevas haciendo las cosas de forma diferente. No puedes cambiar todo en un día.

Y no podemos olvidar la voluntad de querer empezar el día con el volumen muy alto el lunes por la mañana, pero que acaba en silencio el mismo lunes por la tarde. Es muy diferente cuando tienes una cita semanal con tu nutricionista y debes dar la cara. Adquirir un compromiso firme es una clave para el éxito.

Puede suceder también que no sepas por dónde empezar y necesites una guía que te enseñe el camino a seguir.

Recuerdo una vez que una mujer me decía que su objetivo era bajar cada semana 2 kilos de peso y que, por cierto, nunca había conseguido llegar a su meta a pesar de llevar toda su vida a dieta. Le pregunté cómo se sentía cada vez que se proponía este reto y no lo conseguía y su respuesta fue que se desmotivaba mucho y que, poco a poco, iba perdiendo la fuerza de voluntad hasta que abandonaba a mitad del camino y buscaba otro tipo de dieta que le diera los resultados que quería. Entonces, le propuse bajar el listón a 500 gramos por semana, de esta forma le sería mucho más fácil y con menos esfuerzo superar su objetivo semanal de manera continuada y su motivación iría en aumento. Ella comentaba que le parecía poca cantidad, pero que tenía razón en cuanto a lo de la motivación. Su cara cambió cuando le dije que si lograba su meta semanal de 500 gramos, perdería 24 kilos en un año. A veces no valoramos los pequeños pasos y éstos son precisamente los que te llevan apenas sin darte cuenta a tu destino.

DEJA DE PREOCUPARTE POR TU SALUD Y EMPIEZA A DISFRUTAR DE UNA VIDA SALUDABLE

Hay un refrán que dice: «No valoras lo que tienes hasta que lo pierdes», y así es. Nos pasamos la vida quejándonos del tiempo, preocupándonos por la economía, por si ocurre un accidente, agobiados por cosas que no dependen de nosotros, sin embargo, dejamos de ocuparnos de cosas que sí podemos y debemos prevenir. Es curioso comprobar que muchas personas necesitan caer enfermas para empezar a valorar su salud, otras necesitan caer en la bancarrota para empezar a valorar el dinero, otras, pasar una noche sin dormir para valorar el descanso, otras, tener «un susto» en su salud para cuidarse.

Y es que, si no te ocupas de tu compra, de los utensilios de tu cocina, de las técnicas de cocinado saludables, de tu alimentación, de comer saludable, de comer en calma, de evitar aquello que te sienta mal, de cuidar tu flora intestinal, de tener pensamientos positivos, de mantener tus músculos fuertes, de la flexibilidad de tu cuerpo, de cultivar la positividad, de tu imagen, de tu piel, de mantener tus amistades, de hablar con tus hijos, de mimar a tu pareja, de tu economía, de tu formación, de tu trabajo…, acabará por preocuparte y entonces tendrás que dedicar a todo ello tu atención plena si quieres volver a recuperarlo, y no siempre volverá a ser como antes.

Está claro que el tiempo y los vaivenes de la vida no los puedes prevenir porque no dependen de ti, por tanto, no merecen tu preocupación. En cambio, tienes en tus manos cada día la oportunidad de ocuparte de todo aquello que la vida te ha regalado, y puedo garantizarte que, si cada día equilibras tu tiempo y destinas una parte de él a ocuparte de tu cuerpo, tu familia, tu hogar, tu economía, tu trabajo y tus amistades, nunca tendrás que preocuparte por ello, al menos no por cosas que dependan de ti.

Y ahora me dirás que no tienes tiempo, y es normal que creas eso, pues es una idea con la que yo también que he vivido muchos años, me lo había creído, hasta que un día me di cuenta de que el tiempo no existe, es un estado mental.

Hay personas que hacen ejercicio y otras no, las hay que cocinan y otras no, que trabajan fuera de casa y otras no, que leen a diario y otras no, que van al teatro y otras no que hacen voluntariado y otras no… y ¿qué diferencia a unas de otras? Todos vivimos en días organizados en 24 horas, no hay más, pero cada uno de nosotros damos prioridad a una cosa diferente, ésa es la clave.

¿Qué es lo más importante para ti?

¿A qué le dedicas más horas de tu día?

Test: Revisa la calidad de tu red wifi orgánico

1. Invierto en alimentos ecológicos y de calidad:
   a. Siempre.
   b. A veces.
   c. Nunca.

2. Cuido mi cuerpo por dentro y por fuera cada día:
   a. Siempre.
   b. A veces.
   c. Nunca.

3. Hago lo que digo y digo lo que pienso:
   a. Siempre.
   b. En ocasiones.
   c. Nunca.

4. Mi prioridad es la salud:
   a. Siempre.
   b. A veces.
   c. Nunca.

5. La mayor parte de mis horas del día las dedico a organizar compra, menús y cocinar los alimentos:
   a. Siempre.
   b. A veces.
   c. Nunca.

Resultados:

4 o más respuestas a: ¡Enhorabuena! Tu wifi orgánico está puesto en modo on.

4 o más respuestas b: Ya sabes cómo conseguir el efecto wifi, pero aún te falta practicar más.

4 o más respuestas c: Es una cuestión de días conseguir salir del modo off.

QUÉ ES EL EFECTO «WIFI ORGÁNICO»

Recuerda ese día en que cenas comida basura, te acuestas tarde, tú digestión se hace tan pesada que no puedes conciliar el sueño y duermes fatal. Justo cuando estás más a gusto suena el despertador. Decides quedarte 5 minutos más porque estás tan agotada que no puedes con tu alma, y sin darte cuenta te levantas media hora más tarde de lo previsto. Te miras al espejo, y para colmo, te ha salido un grano en la nariz, tienes ojeras de no haber descansado bien, y la cena de anoche debió hincharte el abdomen porque el pantalón que pretendías ponerte no te entra ni con calzador. Te pillas el cabreo del 15 al ver que has vuelto a engordar, encima ya no te da tiempo de desayunar y te llevas un bollo para comer en el camino, así que te sientes culpable porque lo que pretendes es comer sano. En la carretera hay atascos y ningún coche te deja pasar. Todos los semáforos se ponen de acuerdo ese día y están en rojo justo cuando tú tenías que pasar. En consecuencia, llegas tarde al trabajo porque no había aparcamiento en la zona y tienes que dejar el coche un kilómetro más allá. Estás sudando y despeinada, tu jefe te echa la bronca por llegar tarde y los clientes que te esperaban te miran con cara de pocos amigos. Haces todo deprisa para ganar el tiempo perdido y, por este motivo, se te escapan algunos datos necesarios para recibir un sí a la propuesta que tanto deseabas. Al final, recibes el correo con la negativa y te dan el día.

Acumulas mal humor, tensión en los hombros, te duele el estómago, se te hace tarde para volver a casa, y cuando consigues terminar sales a la calle y te encuentras con esa persona que te hace sentir cabreada con el mundo. Luego conduces deprisa porque estás deseando llegar a casa y no te das cuenta de que hay un radar de velocidad. Empiezas a hablar sola diciéndote lo injusta que es la vida, y sin saber cómo ni por qué te para la policía y te pide la documentación, te ponen una multa por exceso de velocidad, llegas a casa y le das un golpe al coche con la puerta del garaje. Sólo quieres llegar. Tu nivel de ansiedad no te permite pensar, sólo quieres comer y callar. Ya en casa, sueltas el bolso y te zampas la pizza del congelador y la tableta de chocolate. Después te vuelves a sentir culpable por seguir comiendo comida basura y te vas a la cama con ganas de llorar y con un solo deseo: que acabe el día cuanto antes. En la cama, reflexionas acerca de que llevas mucho tiempo sin cuidar de tu salud y cada vez notas menos energía y más estrés, ya no disfrutas con nada. Necesitas cambiar. Necesitas la clave para poner en marcha tu efecto wifi orgánico.

Recuerdas uno de esos días en que te levantas por la mañana y te sientes radiante porque has descansado como si hubieras dormido tres días seguidos, te desperezas y tienes tanta energía que decides hacer un poco de ejercicio. A continuación, te pegas una buena ducha y al mirarte en el espejo es como si hubieras rejuvenecido. De repente, logras ponerte ese pantalón que no te podías abrochar y te queda mucho mejor de lo que recordabas. Estás de tan buen humor que preparas el desayuno cantando. Tu familia te pregunta qué mosca te ha picado y tú les miras con cara sonriente y suspiras. Sales al trabajo, y casualmente todos los semáforos están en verde. Pones la radio y suena tu canción favorita. Miras el correo y recibes ese email que estabas esperando y que te alegra el día. En el trabajo todas las personas a las que ves parecen estar de buen humor, todo el mundo te sonríe, todo fluye y tienes un día redondo en la oficina. Ni aunque lo hubieras tenido todo escrito hubieras podido haberlo hecho mejor. Sales con una sensación maravillosa de haber hecho un buen trabajo, te sientes feliz de verdad.

De vuelta al hogar te encuentras con una amiga que llevabas tiempo sin ver y se te ilumina la cara. Al llegar a casa, te animas a preparar la cena favorita de tu familia y cenáis todos juntos. No puedes parar de hablar contando lo bien que te ha ido todo y te vas a la cama con una sensación que no sabes explicar, pero que debe tratarse de la felicidad. Te das cuenta de que haberte ocupado de tu salud semanas atrás obtienes el resultado que quieres tener y aumenta tu motivación para continuar mimándote toda la vida.

¿POR QUÉ TANTAS PERSONAS LOGRAN SER FELICES Y ESTAR SALUDABLES?

Las dietas son como un contrato temporal, dura el trabajo mientras dura el contrato, si lo que tú quieres es un trabajo seguro y estable debes buscar, encontrar y luchar por un puesto indefinido.

Cuando logras tener tu hormona de saciedad a unos buenos niveles, te sacias mucho más rápido; cuando conoces a tu hambre orgánica y la de felicidad sabes cuándo tienes que comer y cuándo no; cuando tus células tienen la nutrición adecuada tus antojos desaparecen; cuando estás bien hidratado tu cuerpo y tu mente conectan; cuando tus hormonas de la felicidad tienen fuerza te sientes más relajado y feliz; cuando descansas bien tu cuerpo se autorregula; cuando comes alimentos sanos tu cuerpo está limpio; cuando piensas en positivo tu mente está despejada; cuando limpias tu cuerpo y tu mente tu camino es llano y sin piedras, entonces, te sientes bien porque estás saludable y, por tanto, feliz.

Me llaman especialmente la atención esos atletas que a pesar de ser ya los mejores en su deporte siguen entrenando día tras día para seguir siendo los mejores, igual que los escritores de éxito que siguen escribiendo intentado dar lo mejor en cada una de sus obras… ¿Qué mueve a una persona a superarse cada día en sus propias habilidades, en sus propios éxitos, es la fuerza de voluntad, el ansia de triunfo, las ganas de más? No, lo que mueve a una persona a seguir cada día es su motivación por compartir, por cambiar el mundo.

Y ¿cómo que a ellos les resulta fácil?

Lo que hace fácil cualquier cosa es el hábito de hacerla.

Me encanta ver los programas de bricolaje, en los que te hacen un mueble con 4 tablas en un momento y, conforme te lo explican, parece tan fácil… Una vez me animé a hacer uno que tenía una pinta excelente y parecía muy sencillo, en cambio no lo era tanto pues yo no logré la mesa, pero sí logré algo, ¡cabrearme! Las personas que llevan a cabo esos programas son profesionales y hacen lo mismo muchas veces al día, por eso les resulta tan fácil. Hacen que parezca fácil porque para ellas lo es, tienen el hábito de montar muebles y yo no. Si yo empiezo a dedicar 4 horas al día a montar muebles en 21 días me ofrezco garantía a mí misma que sabré hacerlo, pero aún no lo he anotado como mi prioridad, no he puesto el foco en ello y no he organizado mi tiempo para poder hacerlo.

PASAR DEL PLANO IMAGINARIO AL PLANO DE REALIDAD

Todo es cuestión de rutinas, de hábitos. Tus hábitos actuales son los que forman lo que eres hoy día, con tu estado de salud, tu peso y todas tus demás cosas. Si quieres cambiar algún aspecto de tu vida, has de cambiar tus hábitos.

Hay un refrán que dice que el hombre cambia antes de religión que de hábito alimentario, y puede que así sea.

Si llevas muchos años haciendo las cosas de una forma, no puedes pretender cambiar todo de un día para otro como por arte de magia.

¿Y cómo empezar a cambiar los hábitos?

Establece como prioridad cuidar tu salud, céntrate en ello. Escoge un hábito antiguo, cámbialo por uno nuevo que te ayude a conseguir tu objetivo y repítelo durante 21 días seguidos. Cada día intenta mejorar un poco lo conseguido el día anterior, y prémiate cuando lo hagas bien. Asimismo, fíjate en tus avances, en lo que ya llevas conseguido, olvídate de lo que te falta por conseguir.

Por las mañanas suelo practicar ejercicio. Para adquirir ese hábito empecé por premiarme con escuchar una canción de Juan Luis Guerra mientras me duchaba después de hacer ejercicio cada mañana. Como me encantan sus canciones, es un premio para mí y me ayudó a afianzar mi hábito. Cuando instauras el hábito en tu rutina, ya lo haces siempre de forma automática y te resulta tan fácil que lo haces sin pensar, o acaso piensas ahora cómo te cepillas los dientes, pues no, te los cepillas y punto. Seguro que cuando te los cepillaste por primera vez tuviste que fijarte en otra persona para saber cómo se hacía y te costaba, pero aprendiste y se convirtió en un hábito.

Sigue las recomendaciones que propongo en cada uno de los capítulos de este libro y conviértelas en tus hábitos de vida, tienes mi garantía personal de que transformarás tu vida, vivirás tu dieta en blanco, conectarás tu wifi orgánico.

Test: Identifica tu capacidad de pasar a la acción

1. Cuando me propongo algo lo consigo:
    a. Siempre.
    b. A veces.
    c. Nunca.

2. Nunca dejo para mañana lo que puedo hacer hoy:
    a. Siempre.
    b. A veces.
    c. Jamás.

3. Me fijo sólo en lo que llevo conseguido:
    a. Siempre.
    b. En ocasiones.
    c. Nunca.

4. Repito lo que me funciona hasta que me sale de forma automática:
   a. Siempre.
   b. A veces.
   c. Nunca.

5. Mi motivación es dar ejemplo a mi familia con mis buenos hábitos:
   a. Siempre.
   b. A veces.
   c. Nunca.

Resultados:

4 o más respuestas a ¡Enhorabuena! Tu capacidad de pasar a la acción es genial, consigues cualquier cosa que te propones.

4 o más respuestas b: Querías cambiar, pero no sabías cómo. Ahora que ya lo sabes. No hay quien te frene.

4 o más respuestas c: Te cuesta decidirte, pero una vez empiezas, llegas hasta el final.

QUÉ HAY DETRÁS DEL PESO SALUDABLE, ESTÉTICA ENVIDIABLE Y SALUD A PRUEBA DE BOMBAS *FOREVER*

¿Cómo te sienta cuando vas andando por la calle y, a pesar de que ya no eres tan joven, la gente te mira con agrado y admiración?

¿Cómo te sientes cuando alguien te dice que aparentas menos edad de la que tienes?

¿Cómo te sientes cuando recoges la analítica rutinaria del trabajo y te dicen que tienes análisis de libro y salud de roble?

¿Cómo te sientes cuando sacas del armario esa ropa de hace 20 años que pensabas que nunca más volverías a ponerte, te la pruebas y te queda incluso mejor?

¿Cómo te sientes cuando te miras al espejo y te ves mucho mejor que nunca?

¿Cómo te sientes cuando tienes energía para pasar el día sin necesidad de tomar estimulantes?

¿Y cuando todos cogen la gripe y tú te libras?

Sentirte dentro de un cuerpo que te gusta, verte joven, sentirte joven, estar joven por dentro y por fuera, tener hábitos indestructibles y poder ser tú misma en toda situación es, sin duda, cuestión de elección.

Siempre hay dos caminos:

Hoy es el mejor día para hacer un punto de inflexión en tu vida y empezar a seguir un camino diferente.

El camino de la vida saludable te conduce y te guía a través del orden, la conexión hormonal en todo tu cuerpo, y cuyo destino es el bienestar, la salud y la estabilidad a todos los niveles para disfrutar plenamente.

El camino de la vida no saludable te conduce por el mismo sendero de siempre a través del desorden alimentario, la desconexión hormonal y el trastorno metabólico en tu cuerpo, cuyo destino es un sube y baja del peso, la pérdida de la energía, de motivación de salud, cambios de peso, cambios de humor que vienen y van y una preocupación constante por solucionarlo.

DETALLANDO TU OBJETIVO

Cuando hablo de objetivos no puedo evitar acordarme de cuando hice el Camino de Santiago. El objetivo era llegar a Santiago de Compostela y para ello, dado que hice los últimos 100 km con mis hijos, disponíamos de 7 días.

Entonces dividimos el tiempo en kilómetros diarios a caminar, adecuados a nuestra circunstancia y que pudiera ser conseguido, a cada día se le llaman «etapas».

Y cada día había que prepararse, hacer unos estiramientos, seguir las indicaciones y caminar.

Hubiera sido una locura pretender llegar a Santiago en un día, las cosas hay que hacerlas como decimos aquí en Murcia «poquico a poco».

Has de marcar un objetivo conciso, claro, definido y establecer un tiempo adecuado para poder conseguirlo.

Después has de marcar tus etapas y lo que debes conseguir en cada una de ellas.

Por ejemplo, si hoy pesas 100 kilos y pretendes perder 20 kilos, tu objetivo es llegar a 80 kilos, pero esos 80 kilos representan más cosas, pueden representar unas cuantas tallas menos, más agilidad, más fuerza, más energía, más motivación, más seguridad en ti mismo, más felicidad, menos colesterol… Además, debes plantarte un tiempo razonable para conseguirlo que podría ser 12 meses, luego debes marcar tus etapas que pueden ser mensuales, semanales… y anotar qué debes conseguir en cada una de ellas.

Define tu meta todo lo que puedas y con el mayor detalle.

VISUALIZANDO TU META

Todo lo que sucede en tu mente puede convertirse en realidad, pero si no sale de tus pensamientos jamás lo podrás alcanzar.

Empieza a visualizar tu llegada a la meta, como ese corredor de maratón que antes de salir de casa se pone la banda sonora de los caballos de fuego, cierra los ojos y se ve a sí mismo cruzando la línea de meta el primero. Puedes sentir el sudor de su frente, los golpes de sus pies en el asfalto, las voces del público que gritan su nombre y la mezcla de sensaciones de alegría y emoción, de lágrimas y risas que experimenta tras conseguir su ansiada y merecida victoria, se ancla al futuro que le espera, al que ha diseñado en su mente, y si su mente puede crearlo su cuerpo puede vivirlo.

Todo se resume en quererlo.

El éxito está ahí para ti, igual que la derrota, la alegría está ahí para ti al igual que la tristeza, la vida saludable está ahí para ti al igual que la vida no saludable.

Hay un cuento en el que se narra que existen dos lobos pequeños, uno malo y otro bueno, ¿quieres saber quién de los dos sobrevive? Al que le das de comer.

Cada día decides a qué parte de ti alimentas, alimenta a la que se quiere, a la que se respeta, a la que se valora, a la que no duda, a la que quiere vivir de forma sana impregnando con su actitud a su familia, a la que se siente orgullosa de cada decisión, de cada hábito, de cada resultado, a la que cuando se mira en el espejo dice con orgullo: «Ahora sí soy yo.

Te doy las gracias por haber dedicado tu tiempo a leer estas líneas, que deseo de todo corazón te hayan servido para hacer más fácil tu camino hacia una vida saludable.

Si quieres saber más de mí y de mi trabajo puedes visitar mi página web: www.paquihernandez.com

ÍNDICE